Kurt Mosetter/Reiner Mosetter

Kraft in der Dehnung

Kurt Mosetter/Reiner Mosetter

Kraft in der Dehnung

Ein Praxisbuch bei Stress, Dauerbelastung und Trauma

Patmos Verlag

Wichtiger Hinweis:
Die in diesem Buch enthaltenen Informationen, Hinweise und Übungen wurden nach bestem Wissen der Autoren erstellt und sorgfältig geprüft. Sie ersetzen jedoch nicht den persönlich eingeholten (psycho-)therapeutischen oder medizinischen Rat. Verlag und Autoren können für Irrtümer oder etwaige Schäden, die aus der Anwendung der dargestellten Informationen, Hinweise oder Übungen resultieren, keine Haftung übernehmen. Deren Nutzung bzw. Durchführung erfolgt auf eigene Verantwortung der Leserinnen und Leser.

Myoreflex ist ein eingetragenes Warenzeichen.
Offizielle Homepage: www.myoreflextherapie.de

MIX
Papier | Fördert gute Waldnutzung
FSC® C083411

Die Verlagsgruppe Patmos ist sich ihrer Verantwortung gegenüber unserer Umwelt bewusst. Wir folgen dem Prinzip der Nachhaltigkeit und streben den Einklang von wirtschaftlicher Entwicklung, sozialer Sicherheit und Erhaltung unserer natürlichen Lebensgrundlagen an. Näheres zur Nachhaltigkeitsstrategie der Verlagsgruppe Patmos auf unserer Website www.verlagsgruppe-patmos.de/nachhaltig-gut-leben
Übereinstimmend mit der EU-Verordnung zur allgemeinen Produktsicherheit (GPSR) stellen wir sicher, dass unsere Produkte die Sicherheitsstandards erfüllen. Näheres dazu auf unserer Website www.verlagsgruppe-patmos.de/produktsicherheit. Bei Fragen zur Produktsicherheit wenden Sie sich bitte an produktsicherheit@verlagsgruppe-patmos.de

Bibliografische Information der Deutschen Nationalbibliothek
Die Deutsche Nationalbibliothek verzeichnet diese Publikation in der Deutschen Nationalbibliografie; detaillierte bibliografische Daten sind im Internet über http://dnb.d-nb.de abrufbar.

19. Auflage 2025

Verlagsgruppe Patmos in der Schwabenverlag AG, Senefelderstr. 12, 73760 Ostfildern
www.patmos.de

Umschlagabbildung: getty images
Druck: CPI books GmbH, Leck
Hergestellt in Deutschland
ISBN 978-3-8436-0292-1

Inhalt

II. TEIL

Dank

Unser Dank gilt allen Mitarbeitern der Myoreflextherapie-Ausbildung, insbesondere Markus Rachl, Thomas Ernst, Evelyn Heitz und Uwe Kühnle. Für die zahlreichen Abbildungen der Übungen bedanken wir uns bei Mechthild Greiner und Markus Rachl. Nicht zuletzt gilt unser Dank den vielen Klientinnen und Klienten, welche mit ihrer fruchtbaren Zusammenarbeit die praktische Grundlage und die Erfahrung, aus der heraus dieses Buch entstanden ist, ermöglichten.

I. TEIL

Einleitung

Dieses Buch mit speziellen Bewegungs- und Dehnübungen richtet sich an alle, die sich mit ihrem Körper beschäftigen, ihn bewusst wahrnehmen und damit die Verantwortung für sich und ihre Gesundheit übernehmen wollen. Einseitige Haltungen, Stress, Dauerbelastung und traumatische Erfahrungen haben nicht nur für unsere Seele schwerwiegende Auswirkungen. Sie zeigen sich auch in unserem Körper und setzen sich dort fest. Oft sind Schmerzen die Folge.

Einige wenige Grundregeln und eigens darauf zugeschnittene Übungen können hier ein Gegengewicht bilden. **K**raftentfaltungen **i**n **D**ehnung – wie sie in den sogenannten KiD-Übungen vorgeführt wird –, sorgt für eine gesunde Balance im Bewegungsapparat. Durch neuromuskuläre Entspannung kann der Körper-Stress bereits präventiv verhindert und reduziert werden.

Das Besondere an den KiD-Übungen ist neben ihrer durchdachten Einfachheit, dass sie unseren »inneren Arzt« aktivieren und unseren Körper zur Selbstregulation und Prävention anregen. Dafür benötigen wir nicht mehr als 2 Mal fünf Minuten pro Tag.

Auch aus den fernöstlichen Lehren wissen wir, dass sowohl Anspannung als auch Entspannung immer eine seelische und eine körperliche Seite haben. Gerade bei Stress wird deutlich, wie eng diese beiden Seiten miteinander verwoben sind.

Seelische Anspannung führt zu körperlicher Anspannung. Die Folge davon sind neuromuskuläre Verspannungen und in der Folge Schmerzzustände und Bewegungseinschränkungen. Die Myoreflextherapie, aus der sich die KiD-Übungen entwickelt haben, macht diese körperlichen Zustände neu spürbar und der Selbstregulation wieder zugänglich. Dabei stehen nicht einzelne Muskeln, sondern Muskelgruppen und Muskelketten im Vordergrund. Schmerzen werden dabei als Zeichen einer gestörten Be-

wegungsgeometrie verstanden. Bei der Behandlung wie auch bei den KiD-Übungen werden Muskelketten bearbeitet und stimuliert. Dabei werden sowohl Gesetzmäßigkeiten der Biomechanik und der funktionellen Anatomie als auch Grundsätze der traditionellen chinesischen Medizin (TCM) integriert.
Zur besseren Orientierung befindet sich vor jedem Kapitel eine kurze Auflistung der jeweils besprochenen Themen.
Nach dem theoretischen Einstieg folgt im zweiten Teil die praktische Umsetzung – die Übungen. Den Wegweiser zu den Übungen und eine Hilfe bei der individuellen Auswahl und Zusammenstellung finden Sie in einen weiteren Teil des Buches.

Kränkungen

In diesem Kapitel erfahren Sie,

- was wir unter dem Begriff *Kränkungen* verstehen;
- wie eng Leib und Seele miteinander verwoben sind und was dies bei Stress, Dauerbelastung und traumatischen Erfahrungen bedeutet;
- wie unsere Mimik und unser Körper unsere Emotionen widerspiegeln;
- wie unser Körper als innerer Dialogpartner bei der Bearbeitung belastender Situationen beteiligt ist;
- welchen Stellenwert Selbstheilung und Selbstregulation haben;
- welche körperlichen Bewältigungsstrategien in der menschlichen Entwicklungsgeschichte angelegt sind und wie uns diese auch heute noch steuern;
- was Stress bedeutet und wie er sich körperlich niederschlägt;
- wie wichtig der Körper beim Entspannungsprozess ist;
- wie Aggressionen die Grundspannung im Körper erhöhen und welche Folgen das hat;
- was wir unter *kumulativem* Stress verstehen.

»Eine Beleidigung, die vergolten ist, wenn auch nur durch Worte, wird anders erinnert als eine, die hingenommen werden musste. Die Sprache bezeichnet das schweigend erduldete Leiden als ›*Kränkung*‹.«[1]
Dieser Lehrsatz wurde vor knapp 110 Jahren formuliert. Vieles um uns herum kann uns kränken, kann uns krank machen. Nicht allein hohe Schadstoffwerte in der Atemluft, zu viel Sonne und Sonnenbrand oder gefährliche Substanzen in unseren Lebens-

mitteln gefährden unsere Gesundheit, auch seelische Belastungen können uns so sehr beeinträchtigen und verletzen, dass wir davon krank werden – seelisch und körperlich.

Wenn wir im Folgenden von seelisch-körperlichen Erkrankungen und Verletzungen sprechen, so ist damit nicht die Disziplin der Psychosomatik gemeint, also die Lehre von den seelischen Ursachen körperlicher Krankheiten. (So warnt der Münchner Neurologe Friedrich Strian davor, bei fehlendem oder unklarem medizinischen Befund von einer primär psychischen Erkrankung zu sprechen. Bei chronischen Schmerzen etwa werden dann allzu rasch sogenannte psychogene [allein aus dem Seelischen kommende] Ursachen angenommen.[2])

In der Praxis der klassischen Medizin und Psychologie wird vom Körperlichen und vom Seelischen oft so geredet, als handle es sich um zwei verschiedene, einander ausschließende Bereiche. In Wirklichkeit, im alltäglichen Leben ist es jedoch so, dass jede seelische Empfindung (jede Freude, jede Angst) sich nicht nur auf den Körper auswirkt (erhöhter Puls, Tränen), sondern eben auch und zugleich körperlich *ist.* Und umgekehrt ist jede körperliche Regung auch Seelisches (unsere Tränen sind ein Aspekt unserer Trauer).

Unser Körper ist nicht nur etwas Physisches, zu dem dann noch etwas Seelisches hinzukommt. Unser Körper ist gleichzeitig wahrnehmbares Äußeres und wahrnehmendes Inneres. Mein Körper ist als Körperding einerseits – vergleichbar mit jedem beliebigen Körper (so in der Medizin) – und er ist andererseits mein Körper. Er ist der tragende Grund unser Existenz, der natürliche Ort unseres Selbst und damit auch ein Stück Innenwelt. Den Satz »Nichts Leibhaftiges hat keinen Sinn, nichts Seelisches hat keinen Leib«[3] können wir gleichsam als Leitmotiv dieses Buches nehmen. An diesem Ort des Selbst, *als leibliches* vollzieht und entfaltet sich unser Seelenleben und unser Selbstbewusstsein.

Sind wir in freudiger Stimmung, so findet dies auf der körperlichen Ebene seine Entsprechung: Herz und Kreislauf sind leicht angeregt, die Muskulatur ist vital und locker, der Blick und die Körperhaltung sind offen und entspannt. Insbesondere am Gesichtsausdruck (an der Mimik) unseres Gegenübers können wir sehen, wie es ihm geht, ob er z. B. freudig und ausgelassen ist. Fröhlichkeit, Überraschung, Wut, Ekel, Furcht, Traurigkeit und Verachtung werden in allen Kulturen in gleicher Weise ausgedrückt.

> Alle Stimmungen und Emotionen spiegeln sich in der Körperhaltung, in der Art der Bewegungen und vor allem in der Mimik bzw. der mimischen Muskulatur wider. Sie nehmen dort Gestalt an und kommen zum Ausdruck, bevor es uns bewusst wird.

Aufschlussreich sind die Reaktionszeiten der mimischen Muskulatur in Untersuchungen, bei denen den Versuchspersonen Bilder mit verschiedenen emotionalen Inhalten gezeigt wurden (z. B. ein lachendes Kind, ein Foto von einem Verkehrsunfall usw.). Mittels Elektromyographie (EMG; eine Methode, die die Aktionsströme im Muskelgewebe registriert) läßt sich zeigen, dass die Muskulatur des Gesichts dabei schon nach 30–40 Millisekunden (ms) reagiert. Bis zur Verschaltung einer Emotion im Gehirn dauert es 50–100 ms. Bis zum Erkennen und Bewusstwerden dauert es weitere 120–150 ms.

Unser Körper »trägt« so unsere Stimmungen und Gefühle und er macht unser Innenleben, unsere Befindlichkeit sichtbar und für unsere Mitmenschen erfahrbar. Für ein Zusammenleben ist diese wortlose Sprache von großer Bedeutung. Lange bevor der Mensch das Mittel der verbalen Sprache entwickelt hat, drückte er Stimmungen und Gefühle mit Hilfe seiner Körpersprache aus (Mimik, Gestik, Körperhaltung). Mit Hilfe der Körpersprache konnten sich die Menschen aufeinander einstimmen. Auch heute vermittelt sie uns die Botschaften, die gleichsam zwischen den Zeilen stehen.

Es sind aber nicht nur unsere Mitmenschen, die wir auf dieser Basis wahrnehmen. Unsere Sinne und Organe haben zum einen die Aufgabe, Nachrichten aus der Umwelt zu empfangen und an die Umwelt zu senden. Neben dieser Verständigung mit der Außenwelt sind unsere Sinne und Organe vor allem damit beschäftigt, eine Beziehung zu uns selbst aufzubauen. Ich *bin* ich

selbst, weil ich ständig eine Beziehung zu mir selbst pflege, weil ich meine seelischen und körperlichen Regungen fortlaufend registriere und in meiner Person vereinige.
Wahrnehmungen von der Außenwelt machen unsere Umwelt aus. In ihr orientieren wir uns. Nachrichten aus dem Körperinneren (Gefühle, Empfindungen) sind die körperliche Grundlage unseres Selbstbewusstseins. Unser Ich ist wesentlich ein Körper-Ich, wie es Freud formuliert hat.
Seelische Regungen äußern sich immer auch körperlich: Wenn unsere Seele traurig ist, so wird unser Körper darauf reagieren: wir weinen. Und umgekehrt können wir sagen: Wenn wir weinen, nimmt unser Seelenleben dieses körperliche Geschehen wahr: Wir sind traurig. So verhält es sich fortlaufend: wenn wir frieren oder wenn uns zu heiß ist, wenn wir wach sind oder müde, wenn wir erzürnen oder wenn wir uns amüsieren; wenn uns etwas auf den Magen schlägt und wenn uns die Angst im Nacken sitzt, wenn wir eine Wut im Bauch haben und wenn uns eine Gegebenheit erschlägt. Diese leib-seelischen Prozesse laufen ständig ab; sie sind immer schon im Gange und so selbstverständlich, dass sie uns gar nicht bewusst sind.

> In all seinen Höhen und Tiefen ist unser Leben – sind wir – ein fortwährender kreisförmiger Fluss der Selbst-Wahrnehmung, des Selbst-Gesprächs. Wir können sagen, dass wir uns, unser Selbst in Selbstgesprächen erzeugen.[4]

Der in New York praktizierende Neuropsychologe Oliver Sacks schreibt: »Jeder von uns hat eine Lebensgeschichte, eine Art innerer Erzählung, deren Gehalt und Kontinuität unser Leben *ist.* Man könnte sagen, daß jeder von uns eine ›Geschichte‹ konstruiert und lebt. Diese Geschichte sind wir selbst, sie ist unsere Identität.«[5]
Wir sind also zum einen in ständigem Kontakt und fortlaufender Wechselwirkung mit unserer Umwelt und unseren Mitmenschen. Zum anderen leben wir aus der Beziehung zu uns selbst heraus. Diese ist das wesentliche Moment, das unsere Person ausmacht,

unsere Befindlichkeit färbt und bestimmt. Auch Selbstgespräche können eine eigene Dynamik entfalten – angenehm und entspannt, voller Freude und Lachen, aber eben auch angespannt, bestimmt von Missverständnissen und einer beengenden, beängstigenden oder aggressiven Atmosphäre.
Wir können so in ein seelisches Missbehagen hineingeraten, aus dem wir nur schwer wieder herausfinden. Manche Menschen wissen um die Ursache ihrer Verstimmung (ihrer inneren Wut, ihrer Hoffnungslosigkeit). Und dennoch – oder gerade deshalb – schaffen sie es nicht, sie zu wenden und aus dieser Stimmungslage wieder herauszufinden. Andere dagegen können den Grund ihres Missbefindens nicht benennen. Sie leiden z. B. an sogenannten frei flottierenden, also »grundlosen«, unerklärlichen Ängsten, an Panikattacken, an Schlaflosigkeit, Nervosität und Angstschweiß.

Schwere seelische Belastungen und Verletzungen

Hinweis: Stress und Trauma sind immer ein leib-seelisches Geschehen. Die Anleitungen zur Selbsthilfe in diesem Buch befassen sich schwerpunktmäßig vor allem mit der körperlichen, neuromuskulären Verarbeitung von Stress und schwer belastenden Lebensereignissen. Um auch die seelische und mentale Verarbeitung traumabedingter Verspannungszustände fachlich fundiert mit zu berücksichtigen, verweisen wir unsere Leserinnen und Leser auf die Schrift von Gottfried Fischer *Neue Wege aus dem Trauma – Erste Hilfe bei schweren seelischen Belastungen*, die ebenfalls im Walter Verlag erschienen ist.

Wenn der Grund oder die Veranlassung für die eigene emotionale negative Grundbefindlichkeit bekannt sind, ist es meist hilfreich oder sogar nötig, einen Psychotherapeuten aufzusuchen. Hier können Erfahrungen und Situationen, die uns zu sehr belasten und die wir nicht allein bewältigen und verdauen können, bearbeitet werden. Dabei dürfen wir aber nicht außer Acht lassen, dass wir noch einen weiteren Dialogpartner haben:

Es ist auch unser Körper, der wesentlich unser Sein, unsere Geschichte und damit unsere Grundbefindlichkeit ausmacht und trägt.

Wenn wir uns bedroht fühlen oder einer akuten Gefahr ausgesetzt sind, begegnen wir dem mit Angst. Unlösbar mit dieser emotionalen Reaktion verbunden sind körperliche Vorgänge. Ein schnellerer Herzschlag, höhere Muskelspannung und eine spezifische Körperhaltung sowie höhere Konzentration an Glucose im Blut machen uns bereit, auf die Gefahr zu reagieren – uns eventuell zu ducken, uns zu verteidigen, zu kämpfen oder zu fliehen.

Unser Körper bereitet sich auf ein Verhalten vor, das unserer Angst entspricht; die körperlichen Funktionen werden dadurch zu einem wesentlichen Bestandteil dessen, was unsere Angst ausmacht.

Auch hier können wir wieder umgekehrt sagen: Unsere Emotionen zeigen auf der seelischen Ebene das, was sich auf der körperlichen Ebene abspielt; bei schnellerem Herzschlag und einer erhöhten Muskelspannung zeigt sich so z. B. Angst.
Unter gewöhnlichen Umständen können wir uns als Leib-Seele-System immer wieder so weit regulieren, dass uns ein normales Leben ohne gravierende Beeinträchtigungen möglich ist. Unter bestimmten Umständen kann jedoch diese Selbstregulation aus den Fugen geraten. Dann bleiben Angst und Anspannung.
Die eigentliche Aufgabe jedes Therapeuten oder Arztes sollte es sein, die Fähigkeit der Selbstregulation und der Selbstheilung des Klienten zu unterstützen. Auf der einen Seite sollte der Psychotherapeut seinen Klienten zu dem Punkt führen, an dem dieser von innen heraus erkennen und empfinden kann: *Die Bedrohung ist vorbei, meine Angst ist hier und jetzt nicht angebracht.* Dann kann der Betroffene seine Angst Schritt für Schritt regulieren.
Es wird deutlich, wo eine Körper-Therapie ansetzen muß. Die körperliche Anspannung ist ein Teil der Angst; in unserem Körper ist unsere seelische Erfahrung und Verfassung aufbewahrt.

Unsere Gefühle sind konzentrierte Erfahrungen, die auch in unserem Körper Gestalt annehmen. Zwar kann sich mit einer Verminderung der Angst auch die körperliche Spannung regulieren und vermindern. Sehr oft jedoch ist es so, dass eine bloße Psychotherapie ab einem bestimmten Punkt nur noch sehr schwer weiterkommt. Der körperliche Zustand der Anspannung hält dann den seelischen Zustand der Angst fest, Regulation und Selbstheilung stocken. Der Betroffene kann sich nur sehr schwer aus diesem Dilemma befreien, denn die Angst und die Verfinsterung seines Lebens stecken auch in seinem Leib.

Ein Ereignis wirkt zerstörend und traumatisch, wenn es für uns in dieser Situation keinen Ausweg mehr gibt und keine Möglichkeit, etwas dagegen zu tun. Fachleute sprechen hier von einer *unterbrochenen* bzw. *abgebrochenen Handlung* (Trauma). Sämtliche Tatkräfte, Kampf- und Fluchtimpulse brechen an diesem Punkt ab und kapitulieren. Dieser Abbruch ist der Moment, an dem in uns etwas bricht und in uns eine Wunde gerissen wird. Unsere Möglichkeiten der Erholung und Selbstheilung sind dann massiv beeinträchtigt. Dies muss nicht an einen bestimmten Zeitpunkt sein; oft ist es eine ganze Zeitspanne, in der dieser Ab-Bruch erfolgt.

> Was tun wir, wenn wir nichts mehr tun können? – In diesen Extremsituationen bleiben nur noch Schreckreflexe und der Totstellreflex.

Schreckreflexe sind vor allem Schutz- und Überlebensreaktionen: Zusammenzucken, Sich-Ducken, Beuge-Schutz-Bewegungen und Haltungen des Sich-klein-Machens haben das Ziel, unangenehmen Außenreizen auszuweichen und weniger Angriffsfläche zu bieten.[6] Der bedrohte Organismus zieht sich so ein Stück weit aus der Welt zurück.
Totstellreflexe und Reaktionen des Erstarrens führen diesen Rückzug weiter. Wenn ein Tier eine Gefahr in seiner Nähe ausmacht und keine Fluchtmöglichkeit mehr hat, versucht es sich unsicht-

bar zu machen: Wenn der Fuchs zu nahe gekommen ist, fällt der Hase in sich zusammen und verharrt so; er bleibt in dieser Stellung erstarrt und eingefroren.

In der absolut ausweglosen und hoffnungslosen Lage, wenn etwa der Fuchs den Hasen einfängt, führt das Totstellverhalten dazu, den Organismus schmerz- und empfindungslos zu machen. Diese Abwehrmechanismen sollen die Wahrnehmungen der Außenwelt und insbesondere der Innenwelt (den Schrecken und die qualvollen, schmerzhaften Körperempfindungen) *ausblenden.* Sowohl im Wahrnehmen als auch im Handeln kommt es in solchen Gefahrensituationen zu einschneidenden Veränderungen und Brüchen. Die Veränderungen der Tat-Sphäre werden in der Motorik der betroffenen Person sichtbar – fühlbar sowohl für den Außenstehenden als auch für den Betroffenen selbst. Bezüglich der Wahrnehmungssphäre kommt es zu Sinnesveränderungen und damit auch zu Änderungen des Selbsterlebens, des Selbstgesprächs. Typisch dafür sind sogenannte dissoziative, also abgespaltene, entkoppelte Erfahrungen: »Ich fühlte mich abgetrennt von meinem Körper oder so, als ob mein Körper außergewöhnlich groß oder klein wäre.«[7]

Die körperliche Wucht und die extreme muskuläre Anspannung sind in solchen Gefahrensituationen so einschneidend und massiv, dass wir sie später nicht mehr auf ihr ursprüngliches, geläufiges Niveau zurückfahren können. Und da der Organismus seine Körperwahrnehmungen ausgeblendet hat, können diese Anspannungen auch später nur sehr eingeschränkt erkannt und herunter reguliert werden.

In spezifischen Bewegungs- und Haltungsmustern bleiben so die Schutzreaktionen und Aktivitätsmuster der Schrecksituation auch in der nachfolgenden Zeit erhalten. Das Dilemma ist: Körperlich sind die inneren Möglichkeiten der Selbstregulation aus dem Lot: Der Organismus ist gleichsam ein Stück weit von sich selbst abgespalten.

Gleichzeitig sind uns als Körper-Seele-System die Botschaften des Körpers, seine traumatischen Aktivitätsmuster ständig gegenwärtig, ohne dass wir es immer bewusst bemerken. Die Fachleute sprechen hier von den sogenannten impliziten (unterschwelligen, unbewussten) Botschaften und *Erinnerungen des Körper-Gedächtnisses.*

Der Schrecken und die Angst stecken also noch im Körper. Dieser trägt und nährt unsere Angst – auch dann, wenn es keinen »realen« Anlass mehr gibt. Der Grund der Angst ist real, nicht psychogen und mitnichten pathologisch oder wahnhaft.
Eine weitere Folge unseres körperlichen Zustandes ist häufig die, dass die massiven muskulären Anspannungen und die traumatischen Haltungs- und Bewegungsmuster auf Dauer *sekundäre*, also *nachfolgende Schädigungen* mit sich bringen. Sehr viele Schmerzen und körperliche Beschwerdebilder haben ihren Ursprung in körperlichen Verspannungen – und oftmals in körperlich-seelischen Anspannungen und Belastungen, deren Herkunft manchmal weit zurückliegt.

Stress und Dauer-Kränkungen

Wir sind und bleiben nur dann gesund, wenn es uns gelingt, uns zwischen den beiden Extremen der Anspannung und der Entspannung zu bewegen; wenn es uns gelingt, hier ein lebendiges Gleichgewicht zu erhalten. Dazu ist es vorteilhaft, wenn wir manchmal sportlich aktiv sind und so eine gesunde Anspannung pflegen und ausüben. Auch ist es gut, wenn das Leben manchmal spannend ist und nicht allzu flach und gleichmäßig verläuft.

Zu einem Nachteil oder gar zu einem ernsthaften Problem wird die Anspannung dann, wenn sie übermäßig viel Raum in unserem Leben einnimmt und fortdauernd unseren Alltag bestimmt.

Die Stressforscher unterscheiden hier zwischen *Eustress*, d.h. gesundem, gutem Stress und *Distress*, d.h. schlechtem, ungesundem Stress. Wenn der Alltag hauptsächlich aus Ärger und Hetze besteht, aus dem, was wir umgangsprachlich als Stress bezeichnen, so schleicht sich diese Spannung allmählich auch in den Körper: Schließlich sind wir auch dann gestresst, wenn in Wirklichkeit kein Grund dafür vorliegt. Wir sind nervös, fühlen uns angespannt und angestrengt, möglicherweise sind wir leicht reizbar und verletzlich. Das kommt oftmals daher, dass wir von innen heraus, *aus unserem Körper heraus* angespannt und gestresst sind.

> Unsere körperliche Spannung nährt unsere seelische Spannung und lässt auch dort keine Entspannung zu.

Eine ärgerliche, gereizte oder auch nervöse Grundstimmung zeigt auf der körperlichen Seite meist eine erhöhte muskuläre Grundspannung. Das sympathische Nervensystem ist dabei meist stark aktiviert; das ist jener Anteil unseres vegetativen, also unserer Willkür entzogenen Nervensystems, der bei stresserzeugenden Herausforderungen und in Notfallsituationen die entsprechenden Verhaltensreaktionen des Körpers sicherstellt: Die Herz- und die Atemfrequenz steigen an, die Muskel-Grundspannung wird gesteigert, der Blutdruck erhöht. Unser Körper hält sich so in Alarmbereitschaft und der gesamte Organismus ist letztendlich auf Auseinandersetzung, auf *Kampf und Flucht* eingestellt.
Menschen, die sich in einer solchen Grundstimmung befinden, sieht man diese oftmals schon von außen an: Die Körperhaltung und die Bewegungen wirken angespannt und verkrampft; der Blick und die Mimik haben häufig etwas Unruhiges, fast Kämpferisches.
Oftmals nähren sich so körperlicher und seelischer Stress gegenseitig. Mentale, meditative Entspannungsübungen stellen gute Möglichkeiten dar, hier gegenzuregulieren. Zu häufig jedoch kann sich der Zustand der seelischen Entspannung, der auf diese Weise während des Übens erreicht wird, nicht halten – der Stress kehrt zurück, schleicht sich wieder ein. Dass wir im Alltag wieder in die alte Grundspannung zurückfallen, liegt häufig daran, dass der körperliche Spannungszustand nicht mitreguliert wurde; er

nährt und hält die seelische Grundstimmung – wir bleiben angespannt, gehetzt und angestrengt.
Nicht umsonst verbinden viele der traditionellen asiatischen Schulen ihre seelisch-geistigen Übungssysteme mit *körperlichen Übungswegen* und Methoden (Yoga, Tai Chi, Qigong usw.). So wird der seelisch-geistige Weg im wahrsten Sinne des Wortes untermauert und gefestigt. Wir Europäer müssen diese Methoden nicht unbedingt nachahmen. Mittels einfacher körperlicher Übungen können wir für so viel inneren Spielraum und Entspannung sorgen, dass wir unserer gereizten, gehetzten Grundstimmung teilweise das Feuer unter dem Kessel wegziehen. In hastigen und stressvollen Zeiten erlangen wir so ein Gegengewicht und damit auch ein Stück Immunität.

Neben der unspezifischen Anspannung und Alltagshetze, die wir soeben beschrieben haben, sind sehr viele Menschen *spezifischen Dauer-Stressoren* ausgesetzt. Die Atmosphäre in vielen Familien oder am Arbeitsplatz ist oft sehr spannungsgeladen. Ein sehr strenger, unnachgiebiger oder chaotischer, verwahrlosender Erziehungsstil verhindern ein entspanntes Sich-Entwickeln, ein angstfreies Aufwachsen. Die Grundbedürfnisse des menschlichen Organismus nach Sicherheit und Spannungsfreiheit werden hier immer wieder durchkreuzt und verletzt. Unsicherheit, Angst und Anspannung machen sich breit und werden zu einer Dauerbelastung.

> Menschen, die in einem angstbestimmten Umfeld leben oder arbeiten, können dort nicht wirklich handeln und agieren. Vielmehr sind sie ständig dabei zu reagieren, ständig müssen sie indirekt und verdeckt planen und handeln und leben in dauernder Unsicherheit. Auch hier kommt es zu einem Spannungsanstieg.

Und es kommt noch eine weitere Belastung hinzu: Andauernde Verängstigung und Unsicherheit sind für den Menschen gleichbedeutend mit Gefahr und damit eng verbunden mit dem Impuls, sich zu wehren und zu schützen.

Die Gefährtin der Angst und der Unsicherheit ist die *Aggression.* Bei ihr geht es darum, sich angesichts einer Bedrohung und Ängstigung tatkräftig zur Wehr zur setzen. Auch hier wird der Körper in Alarmbereitschaft versetzt, die Grundspannung des Organismus wird erhöht. Die so gesteigerte und versammelte Körperenergie bleibt jedoch meist im Körper stecken. Denn normalerweise können wir diese Handlungs- bzw. Aggressionsimpulse nicht ausführen und wirklich abagieren. Weder in der Familie noch am Arbeitsplatz können sich die Betroffenen so zur Wehr setzen, wie es der Körper möchte.

In unserem Verhalten greifen wir oft auf stammesgeschichtlich alte psychomotorische oder neuromuskuläre Muster zurück, die ursprünglich dem Selbstschutz und der Flucht dienten, die jedoch in einer Bürosituation fehl am Platz sind.

Die »›eingebauten‹ Fähigkeiten, mit *körperlichen* Bedrohungen umzugehen, indem die aktiven Reaktionen des Körpers mobilisiert werden, haben sich im Laufe der Menschheitsgeschichte bewährt. Leider treten die gleichen Stressreaktionen auch als Folge von *psychischen Stressoren* auf, zu deren Bewältigung sie jedoch nicht angemessen sind«.[8]
Die Handlungsimpulse finden – ähnlich wie bei den traumatischen Ereignissen – keinen Ausweg. Wenn auch nicht so massiv und einschneidend, so kommt es schließlich auch bei atmosphärischer Angespanntheit und unter Dauerbelastung zu einer gehemmten, abgebrochenen Handlung. Fachleute sprechen hier von *kumulativen*, also unterschwelligen, aber sich anhäufenden traumatischen Belastungen.[9] Mobbing etwa wird häufig hier eingeordnet.

Viele Menschen helfen sich instinktiv aus solchen krankmachenden Sackgassen heraus, indem sie sich regelmäßig sportlich abreagieren. Sich-Auspowern hat häufig etwas körperlich-emotional Befreiendes und Entlastendes, das weit über die körperlich-sportliche Ebene hinausgeht.

Letztendlich geschieht aber unter schweren seelischen Dauerbelastungen dasselbe wie bei einzelnen extrem belastenden, psychotraumatischen Ereignissen: Es kommt zu einem Bruch innerhalb des menschlichen Organismus und seiner Selbstregulation. Eine schleichende Entzweiung findet statt: Auf der einen Seite kommt es zu einer starken Angespanntheit und einem hohen körperlichen Handlungspotential, auf der anderen Seite kann bzw. darf diese Energie nicht ausagiert werden. Und dadurch, dass sie unablässig vorhanden ist, schleicht sie sich gleichsam in die Organisation des Körpers ein und wird schließlich gar nicht als solche wahrgenommen.

Die Angespanntheit nimmt körperlich Gestalt an; sie bestimmt so die Körperempfindungen und damit die emotionale Befindlichkeit. Das Nicht-handeln-Können, der Abbruch der inneren Impulse wird Bestandteil dieser Befindlichkeit.

Ein eindrückliches Beispiel für diese gehemmten Aggressionsimpulse, für diese schleichenden und dennoch sehr wirkmächtigen körperlich-seelischen Vorgänge sind die Spannungspotentiale, die sich in unserer mimischen Muskulatur und in unserer Kaumuskulatur aufbauen und entfalten:

- Trauer, Ekel und vor allem *Aggression* und Zorn bewirken im Musculus corrugator einen sehr deutlichen Spannungsanstieg. Wird dieser Muskel anspannt, bildet sich in der Mitte der Augenbrauen die sogenannte Zornesfalte. Eine weitere Aufgabe dieses Muskels ist es, die Haut der Augenbraue nach unten zu ziehen und so die Augen vor grellem Sonnenlicht zu *schützen.*
- Aggression bewirkt im Musculus masseter (einer der kräftigsten Schließer des Mundes und ein wichtiger Beißmuskel) einen sehr starken Spannungsanstieg. Insbesondere während des Schlafs schlägt sich die Anspannung und Belastung des Tages in nächtlichem Beißen und Zähneknirschen nieder.

Stress und Ärger macht sich auch im Gesichtausdruck der Beteiligten bemerkbar. Die Mimik ist ein wichtiger Bestandteil der nonverbalen Kommunikation und vermittelt die Botschaften, die quasi zwischen den Zeilen stehen.

Auch die eben behandelten muskulären Strukturen des Gesichts tragen das ihre zu unserer Grundbefindlichkeit und Persönlichkeit bei. Deutlich und auch für den Betroffenen vernehmlich wird das, wenn diese Muskeln mittels manuellem Fingerdruck gezielt stimuliert und übersteuert werden:

- Wird der Musculus corrugator stimuliert, so zeigt dies zwei Effekte. Zunächst wird die emotionale Spannung, die mit diesem Muskel verbunden ist, beim Klienten noch einmal aktiviert. Im Moment der Regulation und Muskelentspannung löst und reguliert sich auch die emotionale Verspannung. Diese Reaktionen können in speziellen EEG-Messungen bildgebend dargestellt und der Emotion Zorn zugeordnet werden. Den behandelten Personen sind diese Abläufe meist *nicht* bewußt.
- Wird der Musculus masseter stimuliert, so sind auch hier ähnliche Effekte zu beobachten. Mit der Stimulation und Übersteuerung dieses Muskels wird vom Klienten in einem ersten Schritt die emotionale Spannung, die mit diesem Muskel verbunden ist, aktiviert. Wenn die Regulation beginnt und die muskuläre Spannung nachlässt, reguliert sich auch hier das emotionale Gleichgewicht. Auch diese Reaktionen können in speziellen EEG-Messungen bildgebend dargestellt und der Emotion Aggression zugeordnet werden.[10] Auch hier sind diese Abläufe den behandelten Personen meist *nicht* bewußt.

> Die emotionalen Energien stecken also im wahrsten Sinne des Wortes unter der Haut. In entsprechenden Aktivitätsmustern sind sie ständig gegenwärtig. Sie tragen die impliziten, also die unterschwelligen, unbewussten Botschaften und Erinnerungen des Körper-Gedächtnisses. Sie färben unsere Innenwelt und unsere Befindlichkeit auch dann, wenn keine äußere Belastung auf uns eindringt und wenn wir nicht im Büro usw. sind.

Von der bewussten Selbst-Wahrnehmung sind diese Vorgänge jedoch ausgeblendet. Eine Regulation ist nicht möglich. Sie wird erst dann möglich, wenn die muskulären Aktivationsmuster und

die inneren Spannungsimpulse so weit übersteuert werden, dass sie in den Bereich der Selbstwahrnehmung kommen können.
Ein anderes Verhaltensmuster und gleichsam eine weitere Gefährtin der Angst und Unsicherheit ist die Haltung des Sich-klein-Machens. Auch hier kommt es zu einem deutlichen Spannungsanstieg – weniger jedoch in einem aggressiven, also wehrhaften als vielmehr in einem defensiven, also schützenden Sinne. Der Körper geht in Beugestellung, der Brustkorb, das ist die weiche, empfindliche Seite des Körpers, wird verschlossen. So versucht sich der Organismus zu verschließen und ein Stück weit zurückzuziehen.

> Auch die Körperhaltungen des Sich-selbst-Schützens greifen auf stammesgeschichtlich alte motorische Muster zurück, die ursprünglich dem Selbst-Schutz dienten, die aber in einer heutigen Bürosituation mit der dortigen Angst und Verunsicherung undienlich sind.

Dieses Schutz-Muster bleibt ebenfalls im Körper aufbewahrt und dem Körper-Gedächtnis gegenwärtig. Es färbt so unsere Befindlichkeit.
Wie bereits deutlich wurde, gibt es zwischen den verschiedenen Bereichen des menschlichen Organismus *keine Einbahnstraßen*: Wir ducken uns, weil wir verängstigt sind. Und: Wir haben Angst, weil wir uns ducken. Hier nun kommt – bei den eher defensiven Beugehaltungen – ein weiterer Faktor hinzu: Unser Alltag ist von Körperhaltungen und Bewegungsabläufen bestimmt, in denen wir vorwiegend gebeugt sind. Insbesondere das *Sitzen* prägt und bestimmt unseren Tagesablauf.
Als eine motorische Verhaltensformel scheint die Sitz-Haltung (am Schreibtisch, hinterm Lenkrad, beim Essen usw.) wie geschaffen für eine *Verwicklung* in psychische Stressoren (berufliche Belastung, Mobbing) und entsprechende Verhaltensweisen und emotionale Grundverfassungen (Ängstlichkeit, Verunsicherung, Mutlosigkeit).
»Die Auseinandersetzung mit der Wortbedeutung der Begriffe

›Entwicklung‹ und ›Verwicklung‹ [...] gibt uns ein anschauliches Denkmodell, nach dem wir uns vorstellen können, wie in unserer individuellen Entwicklungsgeschichte frühe Erlebnisse Stufe für Stufe immer wieder in spätere ›eingewickelt‹ werden. [...] Wir können dann verstehen, daß im innersten Kern [...] des erwachsenen Menschen ganz frühe Erlebnisformen weiterleben, und – das ist das Entscheidende – dort wieder aufgedeckt und wieder gefunden werden können, wenn es uns gelingt, die hochkomplexen ›Pakete‹ wieder ›aufzuwickeln‹.«[11]

Der stammesgeschichtliche und der lebensgeschichtliche Gehalt krankmachender Körperhaltungen und Bewegungsmuster ist also ein wesentlicher Bestandteil unseres Lebensfadens. Wenn wir z.B. zu viel sitzen und wenn eine solche Beugehaltung zugleich eine seelische Haltung des Sich-klein-Machens und Angst in sich birgt, so sollten wir versuchen, uns aus einer solchen Verwicklung zu befreien: Indem wir körperlich immer wieder bewusst aus dieser Beugehaltung herausgehen, können wir gezielt entgegensteuern.

Auch hier, bei den psychischen Dauerbelastungen, der alltäglichen Angespanntheit, den gehemmten Handlungs- bzw. Aggressionsimpulsen und dem deutlichen Überwiegen bestimmter Körperhaltungen ist es so, dass diese mit der Zeit sekundäre, nachfolgende Schädigungen mit sich bringen.

■ Muskuläre Tiefenentspannung

In diesem Kapitel erfahren Sie,

- auf welchen Grundpfeilern die Myoreflextherapie steht;
- dass der Myoreflextherapie ein mehrdimensionales, ganzheitliches Behandlungskonzept zugrunde liegt;
- welche Erkenntnisse in dieses Konzept integriert wurden;
- dass Bewegen, Empfinden, Fühlen und Denken nicht voneinander trennbar sind, sondern eine Einheit bilden.

Die vorliegende Therapie- und Übungsmethode entwickelte sich aus unterschiedlichen Wissensbereichen heraus. Sie beinhaltet Erfahrungen und Einsichten alter Kulturen ebenso wie Ergebnisse der modernen Physik und der aktuellen Hochschulmedizin. Auf den ersten Blick scheinbar fremde Elemente und unterschiedliche Denkmodelle verflechten sich hier zu einem neuen und vielschichtigen Handlungs- und Therapiemodell.

> Über die Integration verschiedener Einzeldisziplinen bildet die Myoreflexmethode ein Bindeglied, welches scheinbare Widersprüche überwindet. Ausgehend von der Betrachtung des Muskelsystems kann diese Methode zu einer wichtigen Säule in der interdisziplinären Zusammenarbeit verschiedener Fachrichtungen werden.

Die Grundlagen der Myoreflextherapie sind: (1) die Anatomie und das Muskelsystem des Menschen, (2) die Physik und die Biomechanik des Bewegungsapparates, (3) Neurophysiologie und Neuropsychologie, (4) psychologische Medizin und Psychotraumatologie, (5) die Phänomenologie und Erfahrungsmedizin des östlichen Kulturkreises mit der traditionellen chinesischen Medi-

zin (TCM) und dem Akupunktursystem, (6) die Orthopädie mit der manuellen Medizin, (7) die Osteopathie, (8) physiotherapeutische Verfahren und (9) die Neuraltherapie.
Auf dieser Basis entstand ein mehrdimensionales Behandlungskonzept. Ein vielschichtiges Verständnis ein und desselben Gegenstandes – des lebendigen, sich bewegenden Menschen.

In besonderem Maß ist die psychologische Medizin hier hervorzuheben. Denn sowohl die therapeutischen Schritte als auch die hier zusammengestellten Übungen tragen einen erheblichen psychologischen, emotionalen Gehalt in sich. In der langjährigen und engen Zusammenarbeit mit dem *Deutschen Institut für Psychotraumatologie* (DIPT) in Much und dem *Institut für klinische Psychologie* der Universität Köln wurde immer wieder deutlich, wie eng die körperliche und die seelische Seite des Menschen miteinander verwoben sind.

> Gerade bei sehr schweren und bei lang andauernden seelischen Belastungen zeigt sich der Mensch als ein Leib-Seele-System: Die eine Seite trägt und bestimmt die andere.

In der Theorie kann diese Verwobenheit auf der Ebene des Zentralen Nervensystems (ZNS) beleuchtet werden (Neurophysiologie und Neuropsychologie). Man kann z.B. danach fragen, wie und in welchen Strukturen des Gehirns emotionale und motorische Aktivitäten zusammenlaufen. So hat z.B. der sogenannte cinguläre Cortex, das ist eine der großen Hirnwindungen »eine wichtige Vermittlerfunktion zwischen cortical-kognitiven [rationalen, d.V.] und limbisch-emotionalen Funktionen, gepaart mit einem massiven Einfluß auf die Motorik. Erwähnenswert ist auch die Rolle des cingulären Cortex bei der Schmerzwahrnehmung … [und bei] Abwehr- und Verteidigungsreaktionen.«[12]
Nach dem abendländischen Denken ist der Mensch ein *animal rationale* – ein denkendes Wesen, das seine Gefühle und die Impulse seiner Leiblichkeit überwinden und sich dienstbar machen

soll. Bis heute herrscht ein entsprechendes »pseudoevolutionäres Weltbild« (Roth) vor. Nach diesem Modell besteht das Gehirn des Menschen aus drei unterschiedlichen Teilen, die aus verschiedenen Epochen seiner evolutionären Entwicklung stammen: Im ältesten Teil, dem *Reptilienhirn*, sind die Körperreflexe und die Instinkte angesiedelt – sogenannte primitive Aufgaben. Im *limbischen System* wohnen unsere Stimmungen und Gefühle; hier wird unser emotionales Innenleben und das Ausdrucksverhalten gesteuert. Die höchste und stammesgeschichtlich jüngste Ebene, die *Großhirnrinde*, gilt als Sitz der höheren Funktionen (Denken, Rationalität). Die Hierarchie und Stufenfolge dieses Modells ist so nicht richtig. Denn erstens sind »alle wesentlichen Teile des Wirbeltiergehirns in der Evolution *gleichzeitig* entstanden«, es »gibt keine ›stammesgeschichtlich ursprünglichen‹ oder ›stammesgeschichtlich neuen‹ Hirnregionen.«[13] Zweitens zeigen neuere Untersuchungen, dass die drei Hirnbereiche »anatomisch und funktional aufs engste miteinander verknüpft sind«. (ebd.)

> Sich-Bewegen, Empfinden, Fühlen und Denken sind nicht getrennt voneinander möglich. Sie sind gleichwertige und gleich wichtige Elemente einer übergeordneten Einheit – der Einheit des lebendigen, handelnden Menschen.

Auch die heute beliebten Vergleiche des menschlichen Gehirns mit einem Super-Computer können leicht in die Irre führen. Eine Partie Schach gegen den Weltmeister zu gewinnen – das hat der amerikanische Supercomputer namens Deep Blue schon vor Jahren geschafft. Richtig schwierig aber wird es bei den alltäglichen, einfachen Aufgaben: Über die Straße gehen und dort eine Zeitung kaufen – so etwas macht dem Menschen noch kein Roboter nach. Schnell und präzise zu rechnen ist nur ein ganz kleiner Aspekt aus dem Gesamtpaket dessen, was ein Mensch leisten kann: seine Umwelt wahrnehmen und sich im Raum orientieren und bewegen, Dinge erkennen und Handlungen planen und ausführen – dies alles mit der Qualität und Färbung des Lebendigen und Beseelten, des Subjektiven und Empfindenden!

Eine weitere Möglichkeit, die körperlich-seelische Verwobenheit und deren Gesetzmäßigkeiten zu beleuchten, findet sich in der Erfahrungsmedizin des Ostens, insbesondere in der traditionellen chinesischen Medizin (TCM). In den Kulturkreisen, in denen die Akupunktur und ähnliche Lehren entstanden sind, finden wir Übungssysteme, welche die Prinzipien der hier vorliegenden Übungen in sich tragen: *Qigong*, *Tai Chi* und *Yoga*. Diese Methoden haben eine beachtliche Tradition und sind sehr vielschichtig angelegt.

> Im weitesten Sinne handelt es sich dabei um eine energetische Arbeit. Es geht um Meridian-Dehnungen und um die Aktivierung entsprechender Akupunkturpunkte. Eine Trennung des Menschen in Psyche, Geist und Körper hat es in dieser Medizin nie gegeben.

Pionierarbeit auf dem Gebiet einfacher, praktizierbarer Übungen hat der Freiburger Arzt Walter Packi geleistet. Über die Verbindung traditioneller östlicher Lehren (TCM) mit Gesetzmäßigkeiten der Biomechanik und der Anatomie des Muskelsystems entwickelte er wichtige Grundlagen der hier vorgestellten Myoreflexmethode und der KiD-Übungen.
Der Schwerpunkt soll zunächst auf diesen körperlichen, insbesondere biomechanischen Gesetzmäßigkeiten liegen.

Muskelfunktion und Schmerz

In diesem Kapitel erfahren Sie,

- dass die Myoreflextherapie auch eine Spürhilfe gibt: Körperliche Zustände werden auf eine neue Art wahrnehmbar und damit der Selbstregulation zugänglich gemacht;
- dass bei der Myoreflextherapie die muskulären Funktionsketten im Vordergrund stehen, weniger einzelne Muskeln oder Muskelgruppen;

- dass Schmerz eine wichtige Signalfunktion hat;
- dass und wie physikalische Kraftgesetze auch für den menschlichen Organismus ihre Gültigkeit haben;
- dass kinetische Ketten eine direkte Nähe zu den Meridianen der traditionellen chinesische Medizin (TCM) haben;
- was unter der *relativen aktiven Muskellänge* zu verstehen ist;
- was eine Verkürzung des Muskels für das Gesamtsystem zur Folge hat;
- dass der moderne Mensch Gefahr läuft, bestimmte Muskelgruppen zu wenig zu beanspruchen, und in der Folge mit Beschwerden zu rechnen hat.

Wie aus dem Namen Myo-Reflex-Therapie deutlich wird, geht es bei dieser Behandlungs- und Übungsmethode primär um die Muskeln (griechisch: mys) des Menschen und um deren reflektorische Behandlung. Mit einem Anteil am Gesamtkörpergewicht von bis über 40 Prozent ist die Skelettmuskulatur das am stärksten ausgebildete Organ des Menschen. Hinzu kommen die Muskeln des Herzens, der Atmung usw. Überdies meint der Begriff Myoreflex, dass der Klient eine *Spürhilfe* bekommt – sein körperlicher, neuromuskulärer Zustand wird ihm gespiegelt (reflektiert) und so seiner Selbstregulation wieder zugänglich gemacht.
Die Muskulatur des Menschen wird in der angewandten Medizin bisher zu wenig oder nur einseitig berücksichtigt. Bei den unterschiedlichsten Therapieformen werden meist einzelne Muskeln oder Muskelpartien behandelt. Muskeln können bei Bedarf trainiert und gestärkt werden; bei starken Verletzungen können sie operativ behandelt werden; einzelne Muskeln können aber auch gedehnt oder einfach nur massiert und eingerieben werden.

All diese Möglichkeiten haben gemeinsam, dass sie stets nur einen bestimmten Muskel (bzw. eine bestimmte Muskelgruppe) beachten und isoliert betrachten. Aber häufig ist es so, dass ein Ansatz, der sich jeweils nur auf die Körperpartie konzentriert, die Probleme bereitet oder schmerzt, das eigentliche Problem (die Ursache) nicht richtig zu fassen vermag.

Der lebendige Organismus ist in biomechanischer Hinsicht so gebaut, dass er den physikalischen Kraftgesetzen folgt. Der Gesamtzustand eines solchen Biomechanismus ist dann gesund, wenn die verschiedenen Kräfte harmonisch und ausbalanciert miteinander wirken und arbeiten. Jeder Verstoß und jede Störung dieses lebendigen Grundgleichgewichts (in Form von mangelnder oder einseitiger Bewegung, innerer Überlastung oder Daueranspannung) zieht mit der Zeit entsprechende Schädigungen nach sich. Krank oder leidend wird ein Organismus dann, wenn solche Störungen zu stark bzw. zu massiv sind. Aber auch schwächere und sich wiederholende, dauernde Verstöße steigern sich zu Verletzungen (zu Kränkungen) und können die Gesundheit beeinträchtigen.
Die körperliche Meldung bzw. Bewusstwerdung einer solchen Verletzung geschieht durch *Schmerz.* Schmerzen können als Ausdruck eines gestörten körperlichen *Gesamtgleichgewichts* betrachtet werden. Da die meisten Muskeln Teil des Bewegungsapparates sind, kann man es auch so formulieren:

Schmerzen signalisieren eine gestörte, unharmonische *Bewegungsgeometrie.*

Ohne die Schmerzsignale würden viele Verletzungen und Fehl- bzw. Dauerbelastungen nicht bemerkt werden – unabänderliche Schädigungen und Verletzungen des Organismus wären die Folge.

Wichtig ist nun, dass angesichts eines solchen Schmerzsignals nicht nur der betroffene Bereich des Körpers gesehen und behandelt wird. Die jeweilige Problemstelle darf nicht von dem biomechanischen *Gesamtnetz* des Organismus isoliert und abgesondert werden. Denn sehr häufig befindet sich die eigentliche Ursache und das Grundproblem gar nicht da, wo es dann schließlich weh tut. Schmerz-Bereich und *Schmerz-Verursacher* können sich an verschiedenen Körperstellen befinden.

Bereits bei einem stark vereinfachten Beispiel wird dies deutlich: Wir gehen von einer quadratischen Muskelstruktur aus, deren vier gelenkige Eckpunkte durch Muskelzüge miteinander verbunden sind. Im gesunden entspannten Zustand ist diese Form ausbalanciert und symmetrisch. Kommt es nun beispielsweise am Punkt *d* auf Grund eines verkürzten oder verspannten Muskels zu einer einseitigen Zugkraft in Richtung *e*, so wird die Symmetrie gestört. Die Zugkraft bzw. die Quelle der Störung kommt somit nicht nur in Punkt *d* zur Wirkung, sondern auch an allen mit diesem Punkt verbundenen Bereichen. Dieses muskuläre Ungleichgewicht kann somit auf Grund der unsymmetrischen Stellung im Bereich *a* einen Schmerz hervorrufen. Schmerzursache und Schmerzpunkt sind also nicht identisch. Dies kann genauso für die Punkte *b* und *c* gelten.

Eine Behandlung am Ort der Schmerzen (z. B. ein operativer Eingriff) kann somit kaum eine Beseitigung der Ursache bringen.

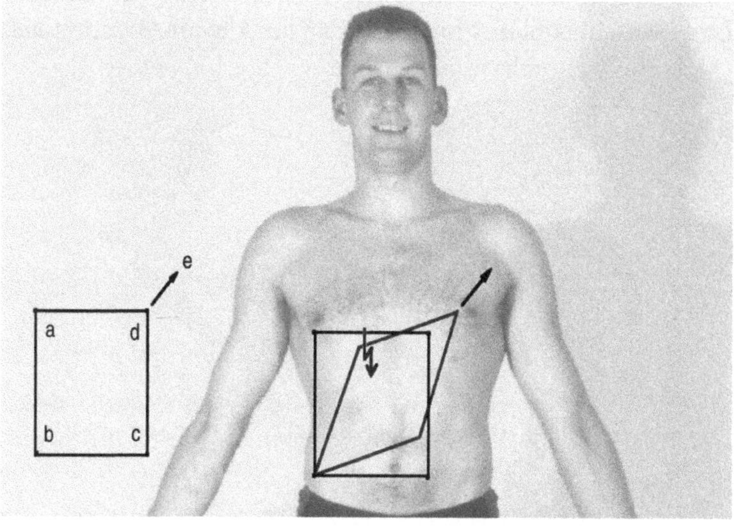

Ist die Symmetrie erst einmal in einem Bereich des Körpers gestört und besteht diese Störung über einen längeren Zeitraum,

so treten über die muskulären Verbindungen zu anderen Regionen auch in diesen Fehl-Spannungen bzw. Schmerzen auf.

Vergleichen wir das Zusammenspiel der Muskulatur mit dem Zusammenspiel eines Orchesters, so kann es sein, dass eine verstimmte Geige das ganze harmonische Zusammenspiel aus dem Gleichgewicht bringt.
Die Myoreflexmethode berücksichtigt diese bio-mechanischen Gesetzmäßigkeiten. Schmerzt es zum Beispiel am Punkt *a*, so sucht der Therapeut die *Ursache* und legt den Behandlungsschwerpunkt auf die funktionelle Verbindung der Bereiche *d* und *e*. Er verfolgt das Ungleichgewicht des Kräfteparallelogramms.
Über eine Behandlung der verschiedenen Störungen im Gesamtnetz kann man also indirekt den Schmerzbereich therapieren. Die eigentliche Behandlung und die Lösung des Problems werden an diesen weitergeleitet – genauso wie zu Anfang die eigentliche Ursache ihr Problem an andere Bereiche weitergeleitet hat.
So kann es z. B. sein, dass Schmerzen und Beschwerden in der Hand oder im Handgelenk ihre Ursache im Bereich des Armbeugers (Musculus biceps brachii) oder des kleinen Brustmuskels (Musculus pectoralis minor) haben.

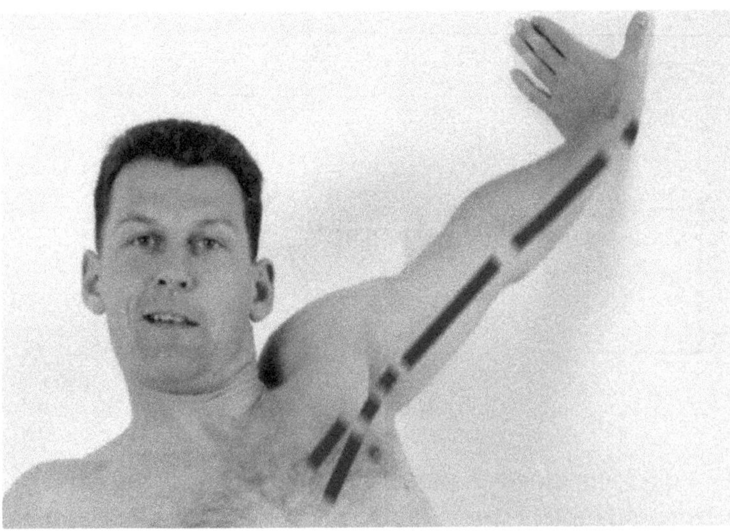

Die Gesetzmäßigkeiten zwischen Schmerz-Ursache und dem aktuellen Problembereich führen uns zu den jeweils beteiligten Muskeln. Ausgehend von einer Verschiebung des Kräfteparallelogramms, über die funktionelle Verbindung und Muskelkette des Armbeugers können die jeweiligen Zusammenhänge und Verkettungen nachvollzogen werden. Das Behandlungssystem, d.h. die konkrete therapeutische Anordnung der Druckpunkte an den Muskelansätzen wird durch diese Zusammenhänge bestimmt. Fachleute sprechen hier von der sogenannten *funktionellen Anatomie* und von *kinetischen Ketten.*

Die östliche Medizin beschreibt dieselben Zusammenhänge in einem sogenannten Meridiansystem, ohne jedoch Wert auf den erklärenden, anatomischen Charakter der westlichen Medizin zu legen.

Die Arm-Beuger etwa werden in der traditionellen chinesischen Medizin als Lungen-, Kreislauf- bzw. Herzmeridian beschrieben. Siehe auch »Die Lehre der TCM«, S. 45ff.

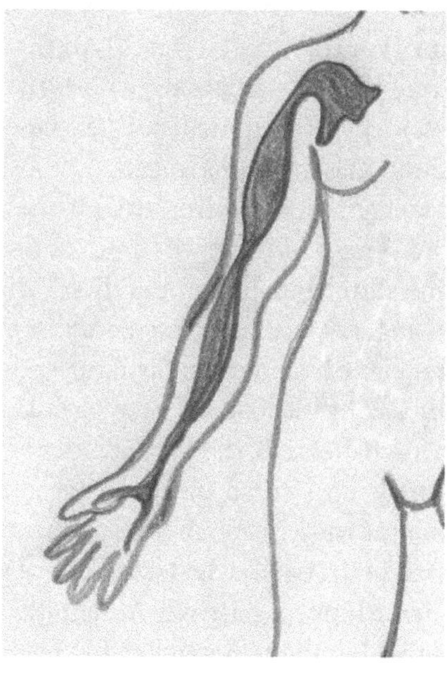

Physikalische Untersuchungen können aufzeigen, dass die muskulären Verbindungslinien des Bewegungsapparates in Punkten bzw. Bereichen münden, die mit den traditionellen chinesischen Ordnungssystemen (Akupunkturlinien, Meridianen) deckungsgleich sind. Ausgehend von der funktionellen Bewegungsgeometrie bestätigen diese Untersuchungen die Akupunkturpunkte. Die funktionelle Anatomie des Muskelsystems kann Meridianverläufe über sogenannte *Muskelmeridiane* fassbar machen.
Nach der Myoreflexmethode werden z. B. Beschwerden in den Händen (etwa Sensibilitätsstörungen, Durchblutungsstörungen und Einschlafen der Hände; Sehnenscheidenentzündung; Beschwerden in der Handwurzel und im Handgelenk usw.) entlang der funktionellen Anatomie, hier entlang des Beuge-Systems des Armes, *zu ihrer Ursache zurückverfolgt.*

Die relative aktive Muskellänge

Was spielt sich bei Stress und Daueranspannung und bei einseitigen Haltungs- und Bewegungsmustern auf der muskulären Ebene ab? Und was bewirken die KiD-Übungen?
Jeder Muskel besteht aus aktivem Muskelgewebe, das sich zusammenziehen kann (kontraktiles Gewebe). An ihren Enden (den Muskelursprüngen und Muskelansätzen) bestehen die Muskeln aus passiveren, sehnigen Faseranteilen. Über diese wird die Kraft des Muskels auf die Knochen übertragen.
In einem vereinfachten Modell wird deutlich, wie ein Muskel zunächst dünn und sehnig anfängt – dann in aktives, kontraktiles Gewebe übergeht – zur Mitte hin immer dicker wird, bis hin zum Muskelbauch – sodann wieder dünner wird – und schließlich wieder sehnig an einer knöchernen Struktur endet. Die tatsächliche Anordnung des Muskelbauchs ist je nach Lage des Muskels unterschiedlich. So haben z. B. die Muskeln der Finger sehr lange Sehnen; die Kraft kann sich so in den Fingern entfalten – die Muskelbäuche befinden sich jedoch im Unterarm.
Bei jedem Muskel kann man so die Gesamtlänge aufteilen in die Längenanteile der sehnigen, passiven Abschnitte (*a*, die relative passive Muskellänge) und den Bereich der aktiven, dynamischen

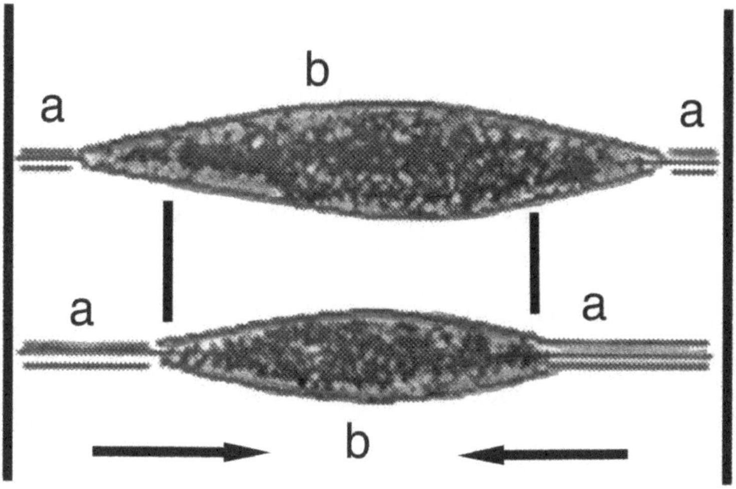

Fasern (*b*, die *relative aktive Muskellänge*). Relativ sind diese Muskellängen nicht nur in Bezug auf die jeweilige Gesamtlänge, sondern auch im Hinblick auf das Funktionieren eines Gesamtsystems verschiedener Muskeln.

Von einer *Verkürzung* reden wir dann, wenn die Relation der beiden Längen zugunsten der passiven Muskellänge und zum Minus der aktiven Muskellänge verschoben ist (unterer Teil der Abbildung). Wird die aktive Muskellänge geringer, verfügt ein Muskel über weniger Flexibilität, Beweglichkeit, Schnelligkeit und Ausdauer. Je weniger umgekehrt die Aktionsbasis eines Muskels verkürzt ist, desto besser ist die Flexibilität und die Integration dieses Muskels in einem Gesamtnetz.

Bei Daueraktivität der Beuger im Sitzen wird nur der *verkürzte* Muskel beansprucht. Eine Entspannung (z. B. des Armbeugers, des Musculus biceps brachii) über die Aktivität der Gegenspieler (des Armstreckers, des Musculus triceps brachii) findet in diesem Zustand kaum noch statt.

> Eine einseitige Beanspruchung des Muskelsystems führt auf Dauer zu Verkürzungen und relativer Dauerkontraktion mit erhöhter Ruhespannung.

Wird der gesamte, aufgedehnte Muskel aktiviert und wirklich genutzt, stellt sich der Organismus darauf ein. Dort wo Muskeln benutzt und beansprucht werden, bildet der Körper feinste Blutgefäße (Kapillaren) aus, organisiert die Sauerstoffversorgung, erhöht die Anzahl der Mikrostrukturen in jeder Zelle, die für die Energiegewinnung zuständig sind (Mitochondrien), und produziert Adenosintriphosphat (ATP; ein biologischer Grund-Brennstoff).

In nicht benutzten, nicht beanspruchten Bereichen des Organismus, wenn Aktivität und Bewegung nicht mehr gefordert werden, ist es nicht notwendig, den Stoffwechsel auf Hochtouren laufen zu lassen. Der Organismus drosselt und ökonomisiert seine Leistungsmöglichkeiten: Es entsteht passives, sehniges Material anstelle von kontraktilen, arbeitsfähigen Muskelfasern. Die Konsequenz davon ist, dass ein relativ kurzer Muskel mit erhöhter Grundspannung entsteht.

> Dieser verkürzte Zustand eines Muskels verursacht eine Beeinträchtigung des Gesamtsystems.

So verlangt z.B. ein Sichstrecken und Sichaufrichten aus der sitzenden (Beuge-)Haltung ein Nachgeben und Ent-spannen eben dieser Beuger. Sind z.B. die Bauchmuskeln relativ verkürzt und in ihren Möglichkeiten fixiert, so entsteht in der Aufrichtung im Rücken ein Schmerz, weil beide Muskelsysteme nun nicht *miteinander*, sondern *gegeneinander* arbeiten. Statt zu einer Aktivierung der aufrichtenden Rückenmuskulatur bei gleichzeitigem Loslassen und Entspannen der Bauchmuskulatur kommt es hier zu einer Aktivierung der Rückenmuskulatur ohne dass die Bauchmuskulatur, also die Gegenspieler loslassen (siehe Abb.). Die Ausführung einer solchen Aktivität würde zur Schädigung von Weichteilstrukturen, Gelenken und Nerven führen. Verhindert wird dies durch das *Signal Schmerz.* Der Schmerz wird jedoch in jenen Bereich projiziert, der aktiv eine Bewegung ausführen will (die Strecker im Rücken).

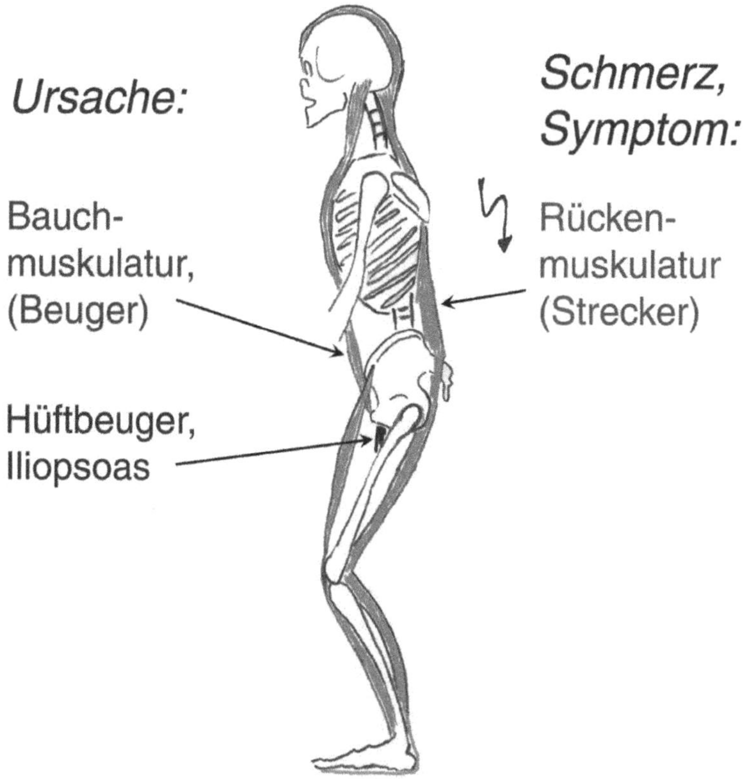

Myo-Reflex als aktive Selbst-Regulation

In diesem Kapitel erfahren Sie,

- warum die Myoreflextherapie eine für den Klienten *aktive* Therapie ist;
- was kausales Ursache-Wirkung-Denken bedeutet;
- warum man das sich selbst regulierende System Mensch nur indirekt beeinflussen und behandeln kann;
- was das Prinzip der *Übersteuerung* meint.

Bei der Myoreflextherapie handelt es sich um eine Methode, bei der der Patient nicht passiv, sondern aktiv beteiligt ist. Der Therapeut provoziert an der Muskulatur, die bereits im Ruhezustand eine zu hohe Spannung hat, eine Überspannung. Dies wird durch länger anhaltenden manuellen Druck auf die Ansätze der Muskelfasern erreicht.

> Die Spannung wird bei der Behandlung so hoch, dass sich der Körper nicht mehr mit ihr arrangieren kann und gegenreguliert. Dies wird auch Prinzip der Übersteuerung genannt.

Wir können uns diesen Sachverhalt mit dem Bild eines *sich selbst regelnden Systems* vorstellen, das nur über seine Messfühler, also nur *indirekt* beeinflußt werden kann.

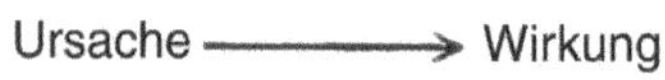

direkte, mechanische Einwirkung

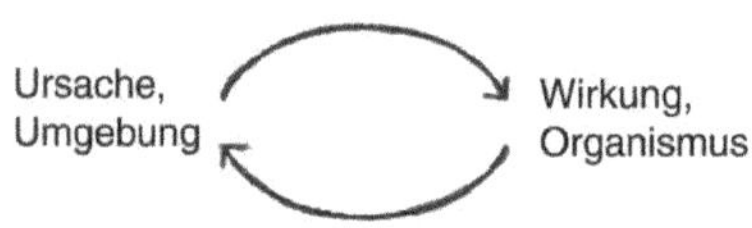

Regelkreis, Selbstregulation

Die Myoreflextherapie behandelt nicht bloß mechanisch, sondern im Wesentlichen mit Zeichen bzw. Zustands-Informationen. Bei einer *mechanischen* Arbeitsweise wirkt jemand nach dem Ursache-Wirkungs-Prinzip *direkt* auf eine Sache ein und gibt dieser z. B. wie beim Billard einen Stoß, damit die Kugel sich in eine bestimmte Richtung bewegt. Im Gegensatz dazu funktioniert ein Regelkreis wie folgt: Man kann z. B. in einem Thermostat eine gewünschte Temperatur (= Sollwert) eingeben. Immer wenn diese Temperatur zu sehr absinkt (= Istwert), meldet ein Fühler dies der Schaltstelle. Diese meldet dem Heizkörper, dass er die Temperatur wieder anheben soll. Der Ofen heizt dann so lange, bis der Temperaturfühler registriert, dass die Temperatur dem Sollwert angeglichen ist (= Feedback); dann wird er wieder abgeschaltet … und so läuft das Ganze weiter. Es bildet sich zwischen dem Thermostat und dem Heizkörper ein Hin- und Her – ein *Kreis*, der die Temperatur *reguliert*.

> Auch der menschliche Organismus ist *ein sich selbst regulierendes System*, das man nur *indirekt*, also über seine verschiedenen Messfühler und Sinne beeinflussen und behandeln kann.

Die Myoreflextherapie arbeitet an den Muskelfühlern. Indirekt erreicht sie über diese Fühler die Schaltzentralen des Patienten (sein zentrales Nervensystem und das Gehirn).

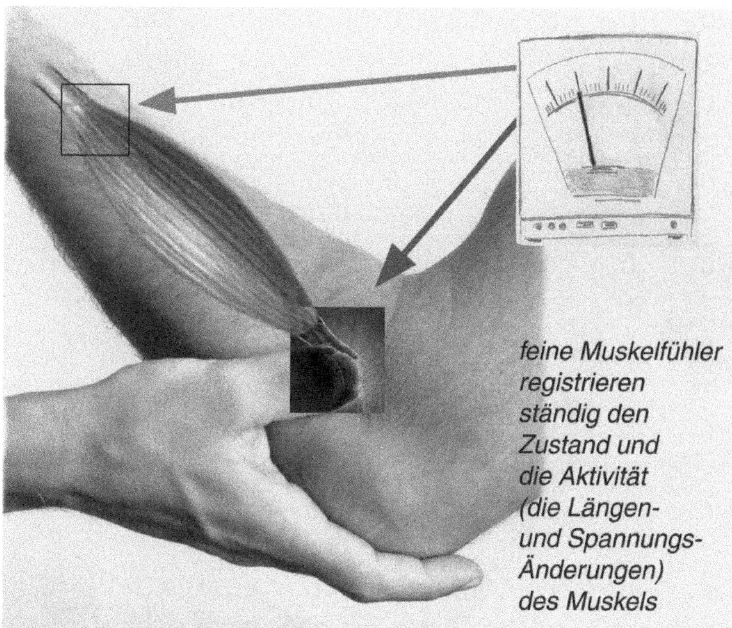

Durch einen allmählichen manuellen Druckanstieg am Muskel-Sehnen-Knochen-Übergang werden über die Muskelfühler muskuläre Spannungen provoziert. Dabei werden die Messwerte übersteuert. Dies ist notwendig, weil diese Spannung aufgrund von eingenommenen Schonhaltungen im Alltag nicht gespürt und wahrgenommen wird. In Schonhaltungen wird das Bewegungsrepertoire nach und nach eingeschränkt. Die zu hohe muskuläre Spannung wird umgangen – auf Kosten der Bewegungsfreiheit und des Wohlbefindens. Unser Organismus gerät so in einen Teufelskreis, bei dem auch die gesunde Selbstregulation gestört ist. Die neuromuskulären Sollwerte werden nicht mehr korrigiert.

Mittels manuellem Druck auf die Messfühler wird dieses Nicht-Spüren unterbrochen. Der Regelkreis wird wieder in Gang gesetzt und an die gesunden Sollwerte der Muskelspannung erinnert. So hilft der Therapeut dem Patienten gleichsam wie ein

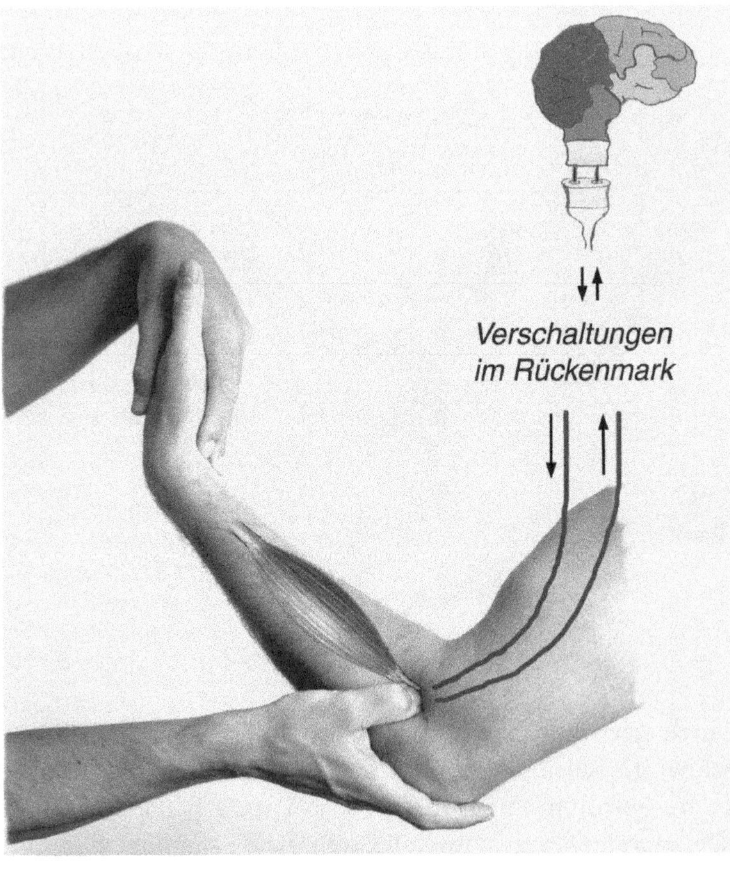

Spiegel die entsprechende Störung zu registrieren, bewusst zu erleben und zu korrigieren.

> Bei der Übersteuerung misst der Organismus Werte, die die Maximalwerte so weit überschreiten, dass der Organismus eine Neuregulierung für nötig erachtet.

Die Überspannung wird durch Impulse ans Rückenmark und von dort ans Gehirn weitergeleitet. Das Gehirn, in dem der normale, gesunde Spannungszustand abgelegt ist, sorgt nun dafür, das dieser Zustand wieder hergestellt wird.
Bei der Myoreflextherapie geht es also in erster Linie um die Auflösung der zu hohen Grundspannung im Muskel bzw. im Muskelsystem und damit um die Entlastung von Gelenken und Weichteilstrukturen. Umstellungsreize veranlassen den Organismus zu entsprechenden Regulationen und zur Wiederherstellung einer funktionstüchtigen, schmerzfreien Anatomie des Bewegungssystems. Dieser Umbau wird meist von Muskelkater begleitet.

Die Lehre der TCM

In diesem Kapitel erfahren Sie,
- mit welcher Sichtweise die traditionelle chinesische Medizin (TCM) sich dem Menschen nähert;
- was die TCM unter den 5 Elementen versteht;
- dass mit den KiD-Übungen auch Meridianketten aktiviert werden.

Im Gegensatz zur westlichen Medizin, die eine organbezogene Sichtweise hat, betrachtet die traditionelle chinesische Medizin (TCM) den Menschen *energetisch*. Auch von dieser Sicht her ist es sinnvoll, mit den KiD-Übungen zu arbeiten. Neben der *neuro-*

muskulären Bedeutung und der *seelischen Botschaft* einer Körper-Haltung ist es auch der *energetische Gehalt*, der in Körperhaltungen und Bewegungen steckt.

> Die gesamte Dynamik des Lebens und seiner Funktionen wird in der TCM mit einem energetischen Grundwortschatz verstanden und beschrieben.

Worte wie *Kälte*, *Wärme*, *Schwächung*, *Überladung*, *Feuer*, *Wasser* usw. sind übergeordnete Zustandsbeschreibungen, die körperliche, geistige und seelische Momente gleichermaßen erfassen und den ganzen Menschen, die Gesamtheit seiner Facetten umgreifen. Diese Zugangsweise hat »die Spaltung des Individuums in Psyche und Soma, welche die westliche Medizin immer noch so stark beherrscht, längst gegenstandslos werden lassen.«[14]
In den fernöstlichen Traditionen geht man davon aus, dass alle Geschehnisse in ein übergeordnetes Gesamtgeflecht und einen sehr weiten, dynamischen Bedeutungszusammenhang eingeordnet sind. Die Grundpfeiler dieser (auch medizinischen) Welt sind die *fünf Elemente* oder *Wandlungsphasen*: *Holz*, *Feuer*, *Erde*, *Metall* und *Wasser*. Diese Begriffe dürfen wir nicht dinglich-konkret verstehen. Sie umschreiben vielmehr Grundprinzipien und Tendenzen, nach denen etwas ablaufen und sich entwickeln kann. Bestimmte Geschehnisse und auch gesundheitliche Aspekte können bestimmten Elementen *zugeordnet* werden. Dieses Buch ist nicht der Ort für eine ausführliche Einführung in dieses Thema; verwiesen sei auf die Bücher von Carl Hermann Hempen und von Barbara Temelie (siehe Literaturverzeichnis).
Wie sehen die Zuordnungen der fünf Elemente auf unsere Gesundheit bezogen aus?
Störungen bzw. Ungleichgewichte des Elements *Holz* stehen in einer direkten Verbindung mit den Organsystemen *Leber/Galle*. Wichtig ist, dass Leber und Galle in einem sehr weiten Zusammenhang zu verstehen sind; als Namen bezeichnen diese Begriffe hier weit mehr als nur die konkreten Organe Leber und Galle. Als eine wichtige Zuordnung findet sich die Beziehung zu den

Sehnen und Muskeln wie auch zum Sinnesorgan *Auge.* In dieser ganzheitlichen Sichtweise werden auch Gefühle und Emotionen nicht von den Elementen abgetrennt. So entsprechen dem Holz-Element die Gefühlsregungen *Ärger und Zorn.*
Die folgende Übersicht über die fünf Elemente soll einen kleinen Einblick in die komplexe Welt der TCM geben:

Emotionen, Gefühle	*Element*	*Meridian*	*Sinn*
Angst, Schreck, Schock, Trauma	Wasser	Blase, Niere	Ohren
Ärger, Zorn, Reizbarkeit	Holz	Leber, Galle	Auge
Freude, Energie, Aggression	Feuer	Herz, Kreislauf, Dünndarm	Zunge
Besorgnis, Grübeln	Erde	Milz/Pankreas, Magen	Mund
Kummer, Trauer, Depression	Metall	Lunge, Dickdarm	Nase

Genauere, detaillierte Informationen und Zuordnungen zwischen den Elementen, Meridianen, Beschwerdebildern und den entsprechenden KiD-Übungen finden Sie in der Tabelle auf S. 60–64.

■ Die Selbst-Behandlung

In diesem Kapitel erfahren Sie,

- warum die KiD-Übungen Kräftigung und Dehnung in sich vereinigen;
- dass die KiD-Übungen nicht nur auf die Muskeln wirken, sondern in der Folge auch Signalwirkung auf die internen Bewegungsprogramme des ZNS haben;
- welche Folgen die Verkürzung eines Muskels haben kann;
- dass sich mit Hilfe der KiD-Übungen auch die inneren Handlungsspielräume verändern können;
- mit welchen Muskeln wir auf (vermeintliche) Gefahren reagieren.

Die Myoreflexmethode deckt schmerzhafte Muskelstrukturen auf und macht deren ungesunde Konstitution und deren Einschränkungen dem Organismus bewusst. Die Therapie hält dem Organismus gleichsam einen Spiegel vor und leitet damit eine Regulation ein. Die *Kraftentfaltung in Dehnungspositionen* (KiD) löst an den Messfühlern und Ansätzen der Muskulatur dieselben Regulationsvorgänge aus, wie sie durch die Myoreflextherapie hervorgerufen werden.

Was in der Therapie der Fingerdruck des Therapeuten leistet, nämlich die gezielte und systemische, sinnvoll kombinierte Stimulation der Muskelfühler, das leistet in den KiD-Übungen die tatsächliche aktive Körperbewegung und die reale Inanspruchnahme der verschiedenen Muskeln.

In der Myoreflex-Therapie bekommt der Klient durch manuellen Druck an ganz bestimmten Punkten eine Spürhilfe. Dieselben

Punkte und Muskelfühler werden in den KiD-Übungen stimuliert – hier mittels Kraftentfaltung in überdeutlicher Auf-Dehnung: Die Muskulatur wird dabei in die maximal mögliche Länge gebracht und in diesem Zustand aktiviert.

Diese Aktivierung unterscheidet die KiD-Übungen vom normalen, passiven Dehnen. Die Aktivierung in der Maximallänge führt dazu, dass die Messwerte übersteuern. Dabei werden vor allem die Ursprungs- und Ansatzregionen der einzelnen Muskeln in aktivierte Zustände ähnlich der manuellen Druckpunktstimulation versetzt. Bei den KiD-Übungen wie auch bei der Myoreflextherapie wird ein neuromuskulärer Zustand in den Vordergrund der natürlichen Selbst-Wahrnehmung gerückt – und so einer Regulation (wieder) zugänglich gemacht.

Es geht darum, mittels spezieller Gesamtbewegungen den Organismus dazu zu veranlassen, sein Muskelsystem zu regulieren – d.h. gesund zu erhalten bzw. gesunden zu lassen.
Beim Sich-Bewegen erhält der Körper ständig Informationen von seiner Muskulatur. Über die Wahrnehmung von Signalen aus Sehnen, Muskeln und Gelenken steuert er seine Bewegungen. Werden die Bewegungen und Aktivitäten sehr spezifisch und sozusagen überdeutlich ausgeführt, so führen die entsprechenden Informationen der Muskelfühler dazu, biomechanische Ungleichgewichte zu verhindern bzw. zu korrigieren.

Viele Beschwerden des Bewegungsapparates (so auch viele Symptome im Bereich der Hände) sind auf einseitige Körperhaltungen zurückzuführen. Im europäischen Kulturkreis bestimmt die Sitzhaltung den Alltag. Entsprechend überwiegen die Aktivität und das Eingezogensein der Arm-*Beuger*. Das häufige Sitzen am Computer, im Auto, auf dem Fahrrad usw. führt auf Dauer zu Verkürzungen der entsprechenden Muskulatur. Eine ausgewogene Muskulatur kommt so mit der Zeit in ein Ungleichgewicht – in entsprechenden Symptomen und Beschwerden findet dies seinen Ausdruck.

Werden solche einseitig beanspruchten und verkürzten Muskelpartien nicht regelmäßig aufgedehnt und in der Aufdehnung aktiviert, so kann sich diese *Einseitigkeit* immer mehr etablieren. Die vorliegenden KiD-Übungen bieten für solche Einseitigkeiten einen *Ausgleich.* Ungleichgewichte finden ein *Gegengewicht.*

In allen Bewegungen arbeiten mehrere Muskelgruppen feinabgestimmt zusammen. Ein weiteres Beispiel: Jede Aktivität, jedes Zusammenziehen des Armbeugers (Musculus biceps brachii) verlangt das völlige Nachgeben und die Entspannung seines Gegenspielers, seines Antagonisten – des Armstreckers (Musculus triceps brachii). Das Zusammenziehen des Bizeps verlangt die Passivität und Aufdehnung des Trizeps. Genaugenommen sind diese beiden Muskeln keine Gegenspieler, sondern sie arbeiten in einer spezifischen Interaktion zusammen – so wie zwei Waldarbeiter an einer zweigriffigen Baumsäge zusammenarbeiten. Die relative Verkürzung einer dieser muskulären Partner führt dazu, dass sein Gegenüber ebenfalls eingeschränkt und gebremst wird.

Jedes sinnvolle Training verlangt somit die Mitberücksichtigung verschiedener Arbeitspartner. Geschieht dies nicht, wird auch eine scheinbar gut trainierte Oberschenkel-Streck-Muskulatur durch verkürzte Beuger (mit dem Musculus biceps femoris) regelrecht gehindert und gebremst. Eine ausbalancierte Entwicklung der relativen aktiven Muskellänge aller Mitspieler im Orchester der Bewegung ist entscheidend.

Häufig bringt das Üben mit der KiD-Methode Muskelkater mit sich. Dies entspricht einem produktiven Umbau (einer Re-Organisation) von passiven, sehnigem Material zu aktiven Muskelfasern. Die Muskellängen stellen sich wieder auf ihre ursprüngliche Grundstimmung ein.

Der innere Handlungsspielraum

Die Aktivierung des Muskelsystems durch die KiD-Übungen bedeutet nicht nur eine periphere, äußere, sondern vor allem eine

ganzheitliche Trainingsarbeit, die die innere, neuromuskuläre Selbstregulation anspricht. Diese Arbeit verfügt über wichtige Signalwirkungen für die internen Bewegungsprogramme des zentralen Nervensystems.
Auf der Ebene des zentralen Nervensystems sind diese motorischen, körperlichen Funktionen zudem aufs Engste verwoben mit dem Gefühlsleben und der bewussten Verhaltenssteuerung des Menschen.

> Das Regulieren der muskulären Spannung bedeutet somit nicht nur auf der körperlichen Ebene ein Sichern und Wiedergewinnen des eigenen Handlungsspielraums: Der lebendige, sich bewegende Körper ist der tragende Grund unser Persönlichkeit und damit auch ein Stück unserer emotionalen Innenwelt und unseres Selbstbewusstseins.

In gefährlichen oder bedrohlichen Situationen reagieren wir damit, dass wir uns vorne verschließen. Wenn z.B. ein übermäßig lauter Düsenjäger über uns hinweg fliegt, gehen wir leicht in die Knie, wir beugen den Oberkörper und den Kopf. Wir machen uns klein mit dem Ziel, eine möglichst kleine Angriffsfläche zu bieten. Schauen wir uns einen Igel an, wenn er sich bedroht fühlt: Er rollt sich zusammen, seine Weichteile sind geschützt und er bietet so der Gefahr einen stacheligen Rücken.
Auch wir reagieren letztlich nach denselben Mustern; über eine lange Zeit der Evolution haben diese sich entwickelt – mit dem Ziel zu überleben. Immer handelt es sich dabei um Flucht-, Kampf- und Totstell-Reflexe mit entsprechenden Beuger-Aktivitäten.
Die empfindlichen Gesicht-, Hals-, Brust- und (Unter)Bauch-Bereiche werden geschützt, indem wir auf Beugehaltungen und entsprechende Bewegungen zurückgreifen. Unser Körper merkt sich diese Reaktionen und wir bringen sie mit einer entsprechenden Stimmungslage oder Situation in Zusammenhang. Gewöhnen wir uns solche Körperhaltungen und muskulären Muster an, so können uns diese geradezu an eine »Bedrohung« fesseln – auch

dann, wenn kein »realer« Grund mehr für eine solche Angst- und Schutzreaktion vorhanden ist. So kann Angst ohne äußeren Anlass aus dem Körper heraus auftauchen und uns mit Symptomen wie Herzrasen oder Atemnot überfallen.

Dieser Stolperfalle können wir entgegenarbeiten, indem wir Übungen machen, welche dem Beugen, Verkürzen und Ducken genau entgegengesetzt sind. Mit muskulärer Aktivität in Dehnungspositionen geben wir unserem Körper und damit uns das Signal: »Du kannst dich wieder aufrichten und der Welt offen entgegentreten, die Gefahr ist vorüber …« Unsere innere und äußere Haltung kann sich so verändern und befreien. Wenn wir die KiD-Übungen über einen längeren Zeitraum durchführen, können wir eine Verbesserung der Beweglichkeit und eine Erweiterung der Dehnfähigkeit der Muskulatur feststellen.

Ferner gehen die Körperhaltungen und Bewegungsmuster der psychischen Belastungen häufig einher mit einem gravierenden Ungleichgewicht im vegetativen Nervensystem. So erfährt unser Organismus oftmals eine deutliche Überaktivität des Sympathikus, also unserer inneren Feuerwehr und Stress- und Leistungsachse. Unser Organismus gibt gleichsam im Leerlauf Vollgas mit hoher Drehzahl und maximalem Energieverbrauch – ohne dabei einen Meter vorwärts zu kommen.

Bei den KiD-Übungen geht es nicht allein um die Entlastung und die Aufhebung vielfältiger körperlicher Symptome, die durch muskel-induzierte Symmetriestörungen und chronische Fehlbelastungen hervorgerufen werden können. Neben Haltungsasymmetrien und chronischen Schmerzzuständen sind es auch die Auswirkungen im vegetativen Nervensystem mit Schlafstörungen, allgemeiner Unruhe und vielem mehr, welche mit dieser Methode angegangen werden.

Allgemeine Hinweise zu den Übungen

Übungsregeln

- Üben Sie täglich 2 mal 10 Minuten. Sie können die Übungen auch über den Tag verteilen und z. B. 4 mal 5 Minuten mit den KiD-Übungen arbeiten. Wichtig ist nicht allein die Häufigkeit bzw. der Zeitaufwand, sondern die Regelmäßigkeit des Übens.
- Manche Übungen können zu einer erhöhten Wachheit führen. Üben Sie deshalb möglichst nicht direkt vor dem Schlafengehen.
- Bereits 6–8 normale Atemzüge reichen in jeder Übungsposition aus, um die Muskulatur so zu aktivieren, dass sie vom Organismus entsprechend reguliert wird.
- Gehen Sie langsam und vorsichtig in die Übungspositionen hinein und lösen Sie die Übungen noch behutsamer wieder auf.
- Die Dehn-Endstellung haben Sie erreicht, wenn ein Ziehen (eventuell ein leichter Dehnschmerz) auftritt. Dies ist gemeint, wenn in den Übungsbeschreibungen von *überstrecken* die Rede ist. Bereits diese Dehnstellung hat einen positiven Effekt; jedoch bleibt die Muskulatur dabei noch passiv. Eine Aktivierung und Kraftentfaltung in den Dehnungspositionen (KiD) kommt dadurch zustande, dass Sie nun zusätzlich leichten Druck gegen einen Widerstand geben. Diese Aktivierung veranlasst den Organismus dazu, die Muskulatur entsprechend zu regulieren.
- Bei manchen Übungen ist vom *Standbein* und vom *Spielbein* die Rede: In der Übung *Der stolze Hahn* zum Beispiel ist das Bein, auf dem der Übende steht, das Standbein. Das Bein, das angezogen und in der Hand gehalten wird, ist das Spielbein.
- Führen Sie die Übungsschritte jeweils auch mit der anderen Körperseite aus.

- Respektieren Sie Ihre eigenen körperlichen Bewegungsgrenzen und verschieben Sie diese nur langsam.
- Üben sie sanft und schonend, aber doch mit einer gewissen Regelmäßigkeit und Intention. Bewegen Sie sich fließend. Ruckartige Bewegungen sollten Sie vermeiden.
- Führen Sie alle Bewegungen langsam aus. Achten Sie auf Ihre mentale Entspannung. Bleiben Sie mit Ihrer Aufmerksamkeit in den Übungen. Arbeiten Sie aufmerksam – nicht mechanisch. Atmen Sie regelmäßig und ruhig.
- Bei *Prothesen* sollten Sie unbedingt die vorgegebenen Bewegungsrichtungen respektieren und im Zweifelsfalle eine individuelle Beratung mit hinzuziehen.

Die Auswahl und Zusammenstellung der Übungen

- Gehen Sie bei der Wahl der Übungen zunächst intuitiv vor und beachten Sie Ihre eigenen Vorlieben und Abneigungen.
- Bei vielen der Übungen sind *Ausgleichsübungen* angegeben. Für ein gesundes Gleichgewicht sind diese sehr wichtig. Bei Übungen, die zum Beispiel die *Vorderseite* des Körpers aktivieren, sollte als Ausgleich auch eine Übung für die *Rückseite* des Körpers eingeplant werden. Zum Beispiel ist es beim *Sonnengruß* sinnvoll, auch die Übung *Auf vier Beinen* durchzuführen.
- Als Hilfe für eine Zusammenstellung Ihres persönlichen Übungsmenus und Tagesplans wurden in diesem Buch zwei *Wegweiser* erstellt. Ausgehend von Ihren persönlichen Beschwerden und Problemen können Sie anhand dieser Wegweiser Ihr Übungsprogramm zusammenstellen (siehe S. 55 ff.).

Körpersymptome und die entsprechenden KiD-Übungen

Die folgende Auflistung wurde aufgrund der neuromuskulären, körperlichen Gesetzmäßigkeiten erstellt. Die zu Ihrem persönlichen Beschwerdebild passenden Übungen sollten Sie auf jeden Fall in Ihrem täglichen Übungsprogramm berücksichtigen.

Symptome, Beschwerden	*empfohlene Übungen*
Achillessehne	➢ Die Grazie ➢ Die Sprungfeder ➢ Auf vier Beinen ➢ Der Tisch ➢ Der stolze Hahn ➢ Zehentanz
Allergie	➢ Der Sonnengruß ➢ Der Baum im Wind ➢ Segel im Wind ➢ Der Stille Gesang ➢ Die kleine Pyramide
Arm	➢ Der Sonnengruß ➢ Der Sonnenflug ➢ Der Baum im Wind ➢ Segel im Wind ➢ Der Kranich ➢ Gräser im Wind ➢ Der Kreis der Hände I und II ➢ Der Pavian ➢ Die kleine Pyramide ➢ Auf vier Beinen
Atembeschwerden	➢ siehe: Brustenge ➢ Druckpunkte im Gesicht
Augen	➢ Augen-Blicke ➢ Der Stille Gesang ➢ Druckpunkte im Gesicht

	➢ Der Blick der Eule ➢ Der Baum im Wind
Blasenreizungen	➢ Der Sonnengruß ➢ Der stolze Hahn ➢ Die kleine Pyramide ➢ Der Baum im Wind ➢ Der Tisch ➢ Segel im Wind
Bluthochdruck	➢ Der Sonnenflug ➢ Der Kreis der Hände I und II ➢ Der Tisch ➢ Die Schraube ➢ Der Pavian ➢ Der Sonnengruß ➢ Der Baum im Wind
Brustenge	➢ Der Tisch ➢ Der Sonnengruß ➢ Der Sonnenflug ➢ Der Baum im Wind ➢ Gräser im Wind ➢ Die Schraube ➢ Die kleine Pyramide ➢ Der Kranich
Darm	➢ Der stolze Hahn ➢ Die kleine Pyramide ➢ Die Schraube ➢ Der Baum im Wind
Genitalorgane	➢ siehe: Blasenreizungen
Gesäß	➢ siehe: Rücken (Gesäß)
Herzenge	➢ siehe: Brustenge
Herzrhythmusstörung (vom Arzt abklären lassen!)	➢ Der Tisch ➢ Der Pavian ➢ Kreis der Hände I und II

	➢ Der Sonnengruß ➢ Der Sonnenflug ➢ Der Baum im Wind ➢ Druckpunkte im Gesicht
Hexenschuß	➢ siehe: Rücken (Gesäß)
Hüfte	➢ Gräser im Wind ➢ Der stolze Hahn ➢ Der Sonnengruß ➢ Der Tisch ➢ Auf vier Beinen ➢ Die Schraube
Infektanfälligkeit	➢ Der Sonnengruß ➢ Auf vier Beinen ➢ Die kleine Pyramide ➢ Der Sonnenflug ➢ Der Tisch ➢ Der Kreis der Hände I und II
Ischiasbeschwerden	➢ siehe: Rücken (Gesäß)
Karpaltunnel	➢ siehe: Arm
Kiefer	➢ Der Stille Gesang ➢ Segelschiff im Wind ➢ Der Blick der Eule ➢ Druckpunkte im Gesicht ➢ Augen-Blicke ➢ Himmelsblick
Knie	➢ Der stolze Hahn ➢ Auf vier Beinen ➢ Zehentanz ➢ Die Sprungfeder ➢ Die Schraube ➢ Der Baum im Wind ➢ Die Grazie
Kopfschmerz	➢ Der Kranich

	➢ Der Sonnenflug ➢ Himmelsblick ➢ Der Blick der Eule ➢ Der Stille Gesang ➢ Segelschiff im Wind ➢ Der Tisch
Leiste	➢ Der stolze Hahn ➢ Auf vier Beinen ➢ Die kleine Pyramide ➢ Der Sonnengruß ➢ Die Schraube ➢ Der Tisch
Nacken und Halswirbelsäule	➢ Der Kranich ➢ Augen-Blicke ➢ Gräser im Wind ➢ Himmelsblick ➢ Segelschiff im Wind ➢ Der Blick der Eule ➢ Der Stille Gesang ➢ Der Kreis der Hände I und II
Nierenreizungen	➢ siehe: Blasenreizungen
Oberschenkel	➢ Der stolze Hahn ➢ Die Sprungfeder ➢ Die Grazie ➢ Auf vier Beinen
Ohren	➢ Der Blick der Eule ➢ Der Stille Gesang ➢ Druckpunkte im Gesicht ➢ Himmelsblick
Rücken (Brustwirbelsäule)	➢ Himmelsblick ➢ Der Sonnengruß ➢ Der Sonnenflug ➢ Segel im Wind ➢ Auf vier Beinen

	➢ Der Kranich ➢ Die Schraube
Rücken (Gesäß)	➢ Der stolze Hahn ➢ Der Tisch ➢ Der Sonnengruß ➢ Die Schraube ➢ Zehentanz ➢ Auf vier Beinen
Rücken (Lendenwirbelsäule)	➢ Der Sonnengruß ➢ Der stolze Hahn ➢ Der Tisch ➢ Die Schraube ➢ Auf vier Beinen ➢ Die Sprungfeder
Schulter	➢ Der Kranich ➢ Der Sonnenflug ➢ Der Baum im Wind ➢ Gräser im Wind
Schwindel	➢ Der Stille Gesang ➢ Augen-Blicke ➢ Der Blick der Eule ➢ Segelschiff im Wind ➢ Himmelsblick ➢ Sonnenflug ➢ Druckpunkte im Gesicht
Sehnenscheidenentzündung	➢ siehe: Arm
Sodbrennen	➢ Der Sonnengruß ➢ Der Baum im Wind ➢ Der stolze Hahn ➢ Der Tisch ➢ Der Sonnenflug
Sprunggelenk	➢ Die Sprungfeder ➢ Die Grazie

	➤ Zehentanz ➤ Auf vier Beinen ➤ Der stolze Hahn
Stirnhöhle	➤ Der Stille Gesang ➤ Druckpunkte im Gesicht ➤ Himmelsblick
Tennisellbogen	➤ siehe: Arm
Tinnitus, Ohrgeräusche	➤ siehe: Ohr
Verstopfung	➤ siehe: Darm
Wade	➤ Die Sprungfeder ➤ Die Grazie ➤ Zehentanz ➤ Auf vier Beinen ➤ Der stolze Hahn
Zähne	➤ siehe: Kiefer

Wegweiser zu den KiD-Übungen über die fünf Elemente

In der folgenden Auflistung finden Sie einige Beschwerden und die Zuordnung zu den Elementen und Meridianen, wie sie in der traditionellen chinesischen Medizin zu finden sind. Dies kann Ihnen bei der Zusammenstellung Ihres Übungsprogramms eine weitere Orientierung geben. In der darauf folgenden Liste finden Sie die jeweils passenden Übungen.

Von den Beschwerden zum Element und zu den Meridianen

Beschwerden, Probleme,	*Element, Meridianbahnen*
Allergien	Metall, Lunge/Dickdarm
Angst/vage Ängste	Wasser, Niere/Blase

Arthrosen	Wasser, Niere/Blase
Augen	Holz, Leber/Galle
Bandscheiben	Holz, Leber/Galle
Blaseninfekte	Wasser, Niere/Blase
Blutdruck	Feuer, Herz/Dünndarm
Darmerkrankungen	Metall, Lunge/Dickdarm
Depression	Metall, Lunge/Dickdarm
Entzündungen der Organe, der Gelenke und der Haut	Feuer, Herz/Dünndarm
Fußknöchel, außen	Holz, Leber/Galle
Gallenblasenreizungen	Holz, Leber/Galle
Gefäßerkrankungen	Feuer, Herz/Dünndarm
Gelenkentzündungen	Feuer, Herz/Dünndarm
Gereiztheit	Holz, Leber/Galle
Gesichtsschmerzen	Erde, Magen/Milz-Pankreas
Harnwegsinfekte	Wasser, Niere/Blase
Hautentzündungen	Feuer, Herz/Dünndarm
Hauterkrankungen	Metall, Lunge/Dickdarm
Heiserkeit	Erde, Magen/Milz-Pankreas
Herzrasen	Feuer, Herz/Dünndarm
Hüftgelenk (Arthrose)	Holz, Leber/Galle
Hyperaktivität	Feuer, Herz/Dünndarm
Kniegelenk	Holz, Leber/Galle
Kniescheibenschmerzen	Erde, Magen/Milz-Pankreas
Knochenerkrankungen	Wasser, Niere/Blase
Kopf, heißer	Feuer, Herz/Dünndarm

Kopfschmerz	Holz, Leber/Galle
Leistenschmerzen	Erde, Magen/Milz-Pankreas
Lippen	Erde, Magen/Milz-Pankreas
Lungenerkrankungen	Metall, Lunge/Dickdarm
Magenerkrankungen	Erde, Magen/Milz-Pankreas
Migräne	Holz, Leber/Galle
Müdigkeit	Metall, Lunge/Dickdarm
Mund	Erde, Magen/Milz-Pankreas
Nackenbeschwerden	Holz, Leber/Galle
Nasennebenhöhlenentzündung	Metall, Lunge/Dickdarm
Niereninfekte	Wasser, Niere/Blase
Ohrschmerz	Wasser, Niere/Blase
Prostatabeschwerden	Wasser, Niere/Blase
Rückenschmerz (im Winter)	Wasser, Niere/Blase
Rückenschmerz (morgens)	Erde, Magen/Milz-Pankreas
Schlaflosigkeit	Feuer, Herz/Dünndarm
Schluckbeschwerden	Erde, Magen/Milz-Pankreas
Schulter-Arm-Bereich	Holz, Leber/Galle
Schwindel	Holz, Leber/Galle
Schwitzen	Feuer, Herz/Dünndarm
Sehstörungen	Holz, Leber/Galle
Sexualorgane	Wasser, Niere/Blase
Stirnhöhlen	Metall, Lunge/Dickdarm
Tinnitus (Ohrgeräusche)	Wasser, Niere/Blase
Unruhezustände	Feuer, Herz/Dünndarm
Wadenkrämpfe	Wasser, Niere/Blase

Wutanfälle	Holz, Leber/Galle
Zahnprobleme	Wasser, Niere/Blase

Von den Elementen und Meridianen zu den Übungen

Bei Symptombildern aus dem Wasserelement (Blase/Niere):
(Siehe auch im Anhang den Abschnitt zum Element Wasser, S. 133)

- Auf vier Beinen
- Der Tisch
- Die Sprungfeder
- Zehentanz
- Das Lächeln
- Der Himmelsblick

Bei Symptombildern aus dem Holzelement (Leber/Galle):
(Siehe auch im Anhang den Abschnitt zum Element Holz, S. 134)

- Der Baum im Wind
- Der Blick der Eule
- Segel im Wind
- Gräser im Wind
- Segelschiff im Wind
- Der Stille Gesang
- Der stolze Hahn
- Die Schraube
- Die Grazie
- Die kleine Pyramide
- Das Lächeln

Bei Symptombildern aus dem Feuerelement (Herz/Dünndarm):
(Siehe auch im Anhang den Abschnitt zum Element Feuer, S. 134)

- Der Kranich
- Der Sonnenflug
- Der Blick der Eule
- Segel im Wind
- Gräser im Wind
- Das Lächeln
- Der Kreis der Hände I und II
- Der Pavian
- Die Schraube
- Der Sonnengruß
- Der Tisch
- Der Stille Gesang

Bei Symptombildern aus dem Erdelement (Magen/Milz-Pankreas):
(Siehe auch im Anhang den Abschnitt zum Element Erde, S. 135)

- Der Baum im Wind
- Der stolze Hahn
- Der Sonnengruß
- Die kleine Pyramide
- Der Stille Gesang
- Der Himmelsblick
- Der Blick der Eule
- Die Grazie
- Das Lächeln

Bei Symptombildern aus dem Metallelement (Lunge/Dickdarm):
(Siehe auch im Anhang den Abschnitt zum Element Metall, S. 136)

- Die Schraube
- Gräser im Wind
- Der Kreis der Hände I und II
- Der Pavian
- Segelschiff im Wind
- Der Stille Gesang
- Segel im Wind
- Die kleine Pyramide
- Der Sonnenflug
- Der Sonnengruß
- Das Lächeln

II. TEIL

Die KiD-Übungen

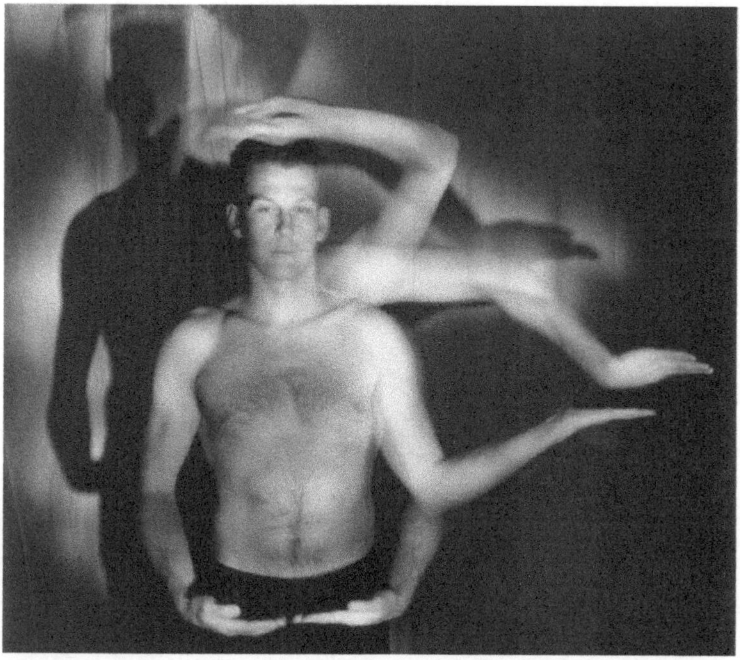

So wie in einem Symphonieorchester jeder Solist seinen Part im Ganzen spielt, so verhalten sich unsere Muskeln, Sehnen und Gelenke zueinander. Und so wie beim Spiel einer Geige mit einer verstimmten Saite die gesamte Melodie schief klingt, so kann auch ein einzelner verkürzter Muskel die gesamte Melodie von Haltung und Bewegung in Unordnung bringen.

Die Schraube

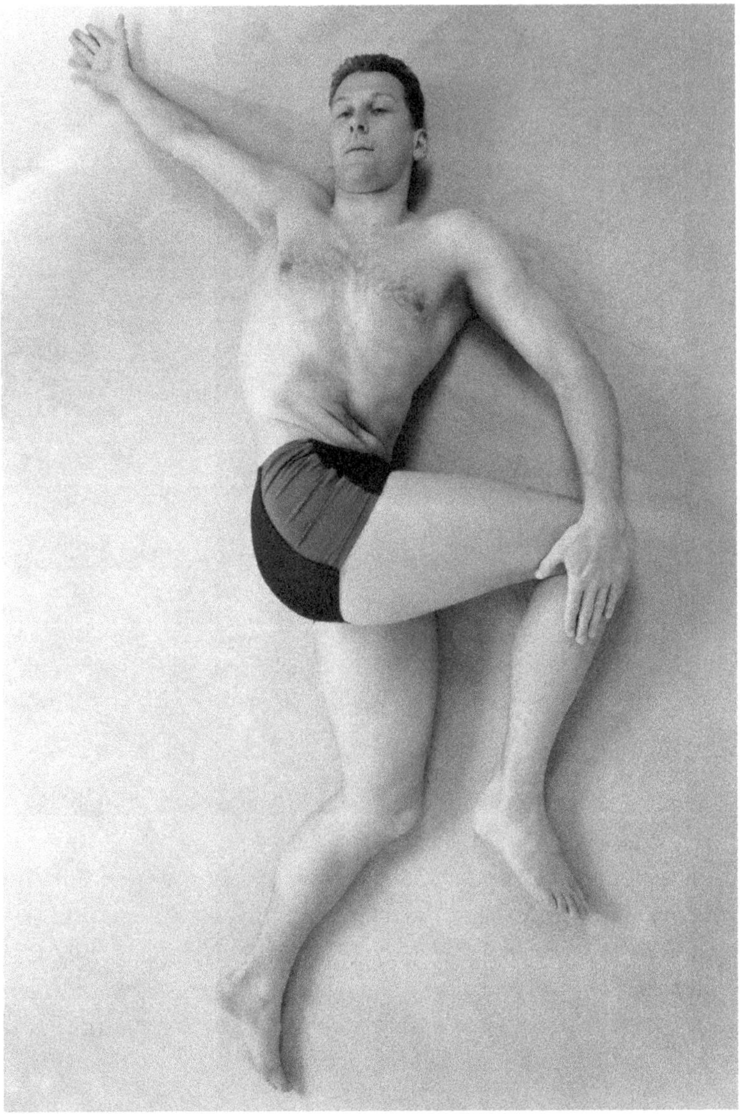

Legen Sie sich auf den Rücken und spüren Sie für einige Atemzüge, wie Ihr Rücken aufliegt und wie die Unterlage Sie trägt. Atmen Sie ein paar Mal tief durch. Beugen Sie nun das rechte

Bein im Hüftgelenk und im Kniegelenk. Führen Sie das Bein nun nach links über das andere Bein hinüber. Der Rumpf dreht sich dabei mit. Mit Ihrer linken Hand führen Sie am Kniegelenk das Bein in Richtung Boden, und legen Sie es möglichst auf dem Boden ab.
Strecken Sie nun den rechten Arm und führen Sie ihn seitlich neben dem Kopf in Richtung Boden. In Ihrem Körper entfaltet sich eine Drehung – wie ein Korkenzieher ist er leicht gewunden. Achten Sie darauf, dass Sie die Schultern nicht anziehen, hochziehen und verspannen.

Aktivierung

1. Heben Sie den *rechten Arm* leicht vom Boden ab und halten Sie ihn so für einige Atemzüge. Das rechte Knie soll seine Höhe dabei nicht verändern bzw. am Boden bleiben.
2. Lassen Sie nun den rechten Arm am Boden und drücken Sie mit dem *rechten Bein* leicht nach oben – gegen die linke Hand. Halten Sie auch diese Position für einige Atemzüge.
3. Schließlich aktivieren Sie *den rechten Arm und das rechte Bein gemeinsam.* Der rechte Arm und das linke Bein entfalten ihre Kraft leicht nach oben. Halten Sie den Bogen an beiden Enden für einige Atemzüge gespannt.

Auflösen der Übung

Ziehen Sie zunächst Ihren rechten Arm wieder an. Gehen Sie vorsichtig aus der Körperdrehung heraus, indem Sie das rechte Knie langsam wieder nach oben (Richtung Decke) führen. Der gesamte Po- und Hüftbereich liegt nun auf der Unterlage.
Bleiben Sie für einige Atemzüge entspannt darauf liegen.

Gedehnte und aktivierte Muskelkette

Fingerbeuger – Oberarmbeuger – Brustmuskulatur – schräge Bauchmuskeln – Gesäßmuskeln – Hüftspanner – die Außenseite Oberschenkels – Fußstrecker

Zugehörige Meridianbahnen
Gallenblase – Milz/Pankreas – Blase – Lunge – Herz – Kreislauf/Sexus

Indikationen
Diese Übung empfiehlt sich besonders bei Beschwerden im gesamten Bereich der Wirbelsäule, der Arme, der Schultergelenke, der Hüfte und Leisten. Ferner ist diese Übung geeignet für die Atmung und bei verändertem Blutdruck.

Ausgleichsübungen
Der Kranich, Der stolze Hahn

Segel im Wind

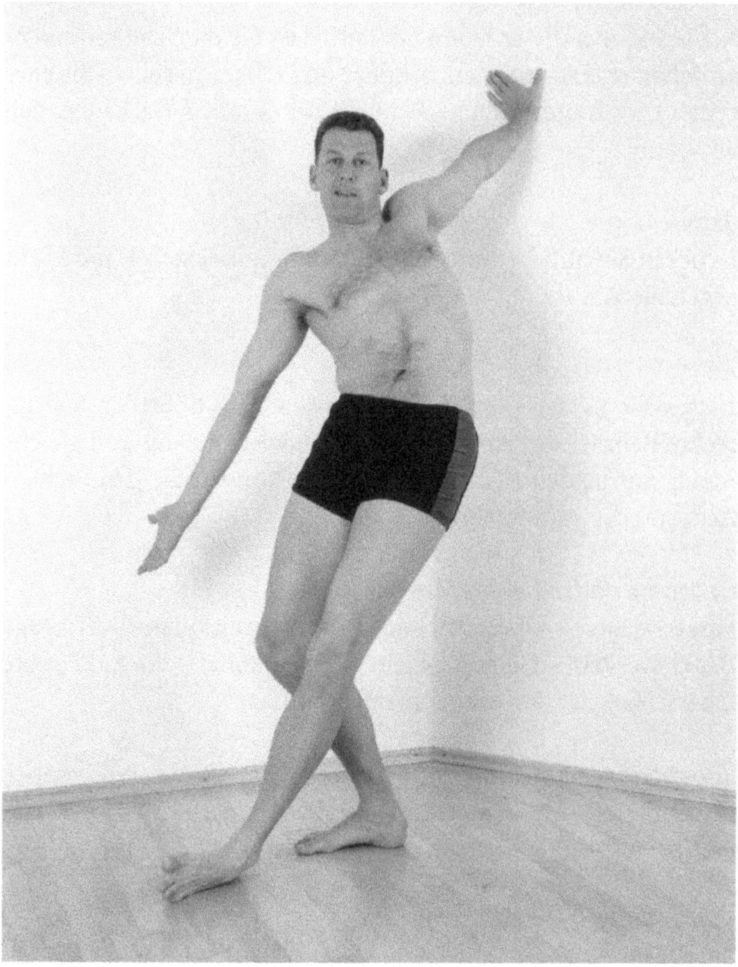

Die Übung *Die Schraube* können Sie auch im Stehen machen. Nehmen Sie dafür eine stabile Ausgangsstellung im Stehen ein – so, dass Sie zu Ihrer rechten Seite eine Wand in Reichweite haben. Heben Sie nun den rechten Arm nach oben und stützen Sie sich an der Wand ab. Der Daumen zeigt dabei nach oben. Stellen Sie nun das rechte Bein über Kreuz links vor dem linken Fuß auf der Fußaußenkante ab. So erhalten Sie ebenfalls den Korkenzieher-

Effekt. Indem Sie den Oberkörper nach links drehen, können Sie die Gesamtdrehung noch verstärken.
Achten Sie bei dieser Übung darauf, dass Sie die Schultern nicht anziehen und verspannen. Schulter und Oberarm sollten Sie eher unten bzw. hinten halten. So bleibt der Schulter-Nackenbereich entspannt.

Aktivierung
Drücken Sie mit der Innenfläche der ausgestreckten Hand leicht gegen die Wand.

Auflösen der Übung
Lassen Sie in der Körperdrehung wieder nach. Stellen Sie das rechte Bein wieder zurück, so dass Sie wieder stabil und gleichmäßig auf beiden Beinen stehen. Nun können Sie den rechten Arm von der Wand nehmen.

Gedehnte und aktivierte Muskelkette
Fingerbeuger – Oberarmbeuger – Brustmuskulatur – schräge Bauchmuskeln – Gesäßmuskeln – Hüftspanner – die Außenseite Oberschenkels – äußerer Schienbeinmuskel

Zugehörige Meridianbahnen
Gallenblase – Milz/Pankreas – Niere – Lunge – Herz – Kreislauf/Sexus

Indikationen
Diese Übung empfiehlt sich besonders bei Rückenbeschwerden im gesamten Bereich der Wirbelsäule, der Hüfte, Kniegelenke und der Arme. Ferner ist diese Übung geeignet für die Unterstützung der Atmung.

Ausgleichsübungen
Der Kranich, Auf vier Beinen

Gräser im Wind

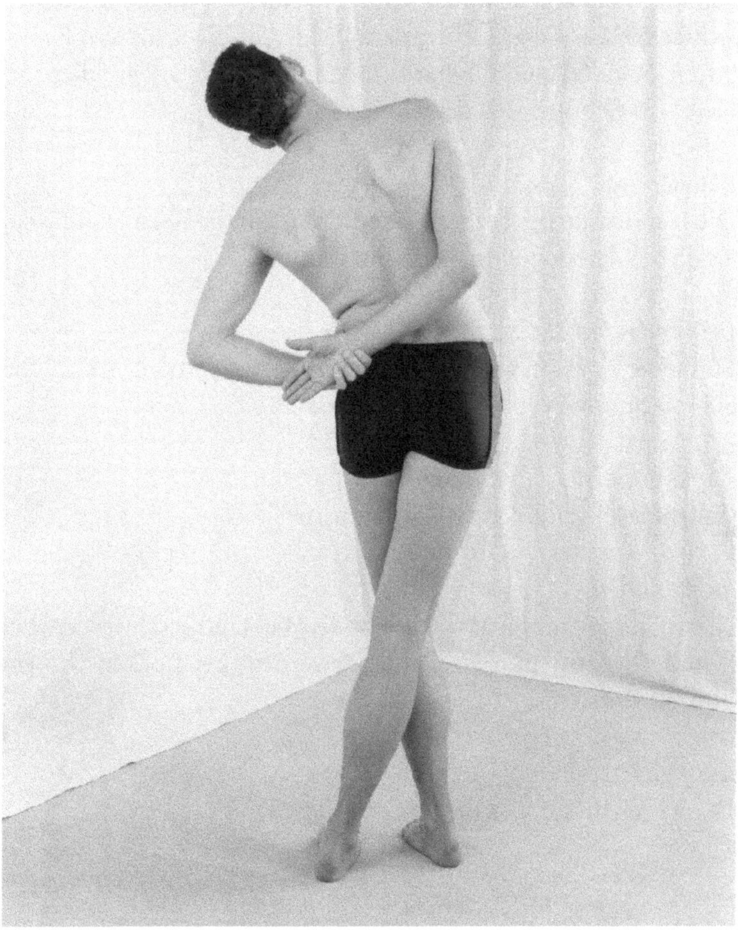

Nehmen Sie eine stabile Ausgangsstellung im Stehen ein. Beschreiben Sie mit der rechten Hand einen ausladenden Bogen und führen Sie damit den rechten Arm zum Rücken. Der Handrücken zeigt dabei zu Ihren Rücken und liegt dort auf.
Beschreiben Sie nun mit der linken Hand einen Bogen – so, dass Sie schließlich mit dieser Hand Ihre rechte Hand halten können.
Hinterkreuzen Sie nun mit dem rechten Bein das linke Standbein.
In dieser Haltung können Sie nun den Kopf und den Oberkörper

möglichst weit nach links neigen. Dabei sollten Sie die rechte Schulter mit dem gesamten Körper rechts nach hinten drehen. Achten Sie bei dieser Übung darauf, dass Sie die Schultern locker lassen. Schulter und Oberarm sollen eher nach unten fallen. So bleibt der Schulter-Nackenbereich entspannt.

Aktivierung

Die Handkante der rechten Hand drückt in die linke Hand – so, als ob Sie den Bogen zurückführen wollte.

Gedehnte und aktivierte Muskelkette

Fußheber – Hüftspanner – schräger Bauchmuskel – seitliche Schultermuskeln – seitliche Halsmuskeln

Zugehörige Meridianbahnen

Gallenblase – Dünndarm – 3 Erwärmer

Indikationen

Diese Übung empfiehlt sich besonders bei Hüftbeschwerden, bei Schulter-, Arm- und Nackenbeschwerden, bei Rückenschmerz und bei Brustenge.

Ausgleichsübungen

Der Kranich, Auf vier Beinen

Der Kranich

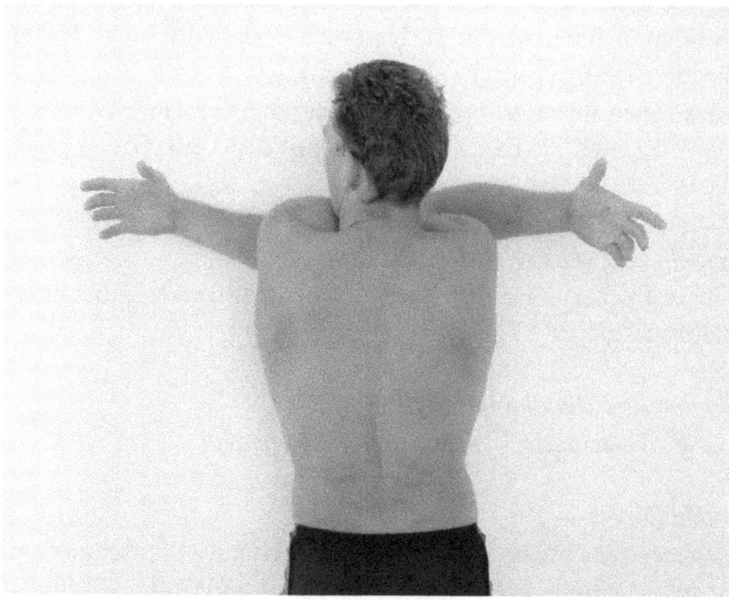

Diese Übung können Sie im Stehen oder im Fersensitz machen. Überkreuzen Sie die Arme in Schulterhöhe vor dem Brustkorb. So werden die Armstrecker und der Bereich zwischen den Schulterblättern aufgedehnt.

Aktivierung (Partnerübung)
Im Stand oder Fersensitz mit dem Rücken zum Partner: Der Partner umgreift Ihre Hände oder Ihre Unterarme. Sie geben einen Kraftimpuls, der die Arme nach außen drücken (sozusagen die Übungsposition auflösen) will. Der Partner hält jeweils Ihre Arme und gibt so Widerstand. Halten Sie diese Kraft für einige Atemzüge. Dann gibt der Partner Ihrer Kraft jeweils leicht nach.

Hilfsmittel
Sie können diese Übung auch am Türblatt einer geöffneten Tür machen. Legen Sie dabei den linken Ellenbogen auf die rechte Türblattseite und den rechten Ellenbogen auf die linke Türblatt-

seite – so dass sich die Kante des Türblatts zwischen den beiden Ellenbogen befindet. Drücken sie ihre Ellenbogen nun gegen das Türblatt; nehmen Sie das Türblatt sozusagen in die Zange. Halten Sie diese Kraft jeweils für einige Atemzüge.
Sie können Ihre Ellenbogen auch überkreuz an einer Wand anlegen. Richten Sie den Kraftimpuls mit den Unterarmen gegen die Wand.

Gedehnte und aktivierte Muskelkette
Fingerstrecker – Handstrecker – Oberarmstrecker – Schulterblattmuskulatur

Zugehörige Meridianbahnen
Blase – Dünndarm – Dickdarm – 3 Erwärmer

Indikationen
Beschwerden im Bereich der Halswirbelsäule, Kopfschmerzen, Brustwirbelsäule, Schultergelenke, Arme und Hände.

Ausgleichsübung
Gräser im Wind

Der Tisch

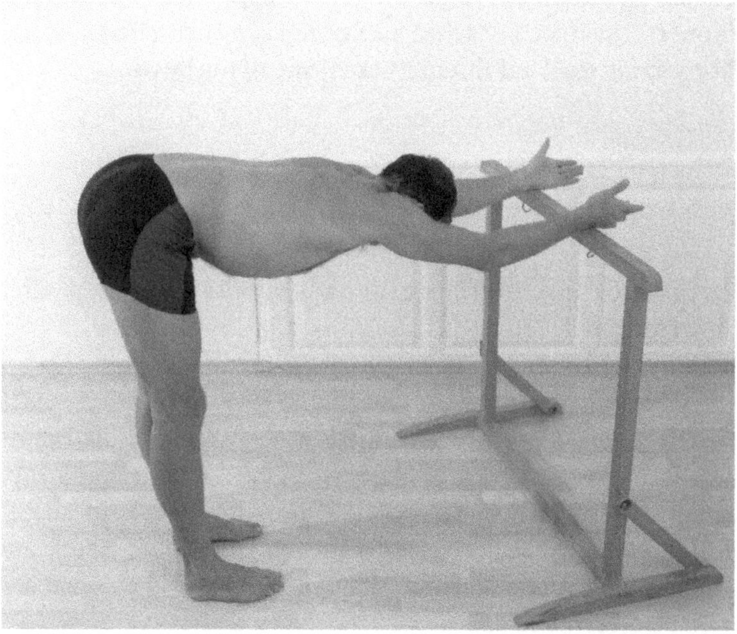

Nehmen Sie eine stabile Ausgangsstellung im Stehen ein. Die Beine sollten dabei schulterbreit und parallel auseinander stehen. Die Knie sind sanft durchgestreckt. Stützen Sie Ihre Hände an den Hüften auf.

Neigen Sie den Oberkörper nach vorne und unten, bis er ungefähr waagerecht ist. Strecken Sie nun die Arme aus – so, dass Sie die Hände auf einer Stützmöglichkeit (Tisch, Stuhl) auflegen können. Strecken Sie in dieser Haltung die Finger. Drehen Sie die Handinnenflächen bzw. die Daumen in Richtung Decke. Die Arme drehen so nach außen und öffnen damit den Brustkorb. Der Rücken, die Halswirbelsäule und der Kopf bilden eine gerade Linie. Der Blick ist dabei zum Boden gerichtet.

Achten Sie bei dieser Übung darauf, dass die Schultern nicht anziehen und verspannen. Schulter und Oberarm sollten Sie eher unten bzw. hinten halten. So bleibt der Schulter-Nackenbereich entspannt.

Aktivierung

Halten Sie diese Stellung für einige Atemzüge und korrigieren Sie immer wieder nach. Machen Sie den Rücken noch gerader. In der Vorstellung steht auf Ihrem Rücken eine Blumenvase.

Variationen

1. Aktivieren Sie abwechselnd Hände und Zehen.
2. Stellen Sie die Füße etwas weiter in Richtung Hände bzw. Tisch.
3. Die Auflage für die Hände kann stufenweise niedriger gewählt werden.
4. Ein Buch unter die Zehen gelegt verstärkt diese Übung in den Beinen.
5. Drehen Sie die Arme noch mehr nach außen und die Handrücken zum Boden.
6. Mit einem Partner kann diese Übung Kopf an Kopf ausgeführt werden. Dabei legen die Partner jeweils ihre Hände auf die Schultern des anderen. Langsam laufen sie so auseinander (rückwärts) – so dass sie schließlich den Oberkörper in waagerechter Position haben.

Auflösen der Übung

Achten Sie darauf, dass Sie sich aus dieser Übung wieder vorsichtig herausbewegen. Gehen Sie dafür zunächst leicht in die Knie. Führen Sie die Arme an Ihren Körper. Richten Sie nun Ihren Oberkörper langsam wieder auf.

Gedehnte und aktivierte Muskelkette

Fingerstrecker – Handstrecker – Ellenbogen- und Schulterstrecker – vordere Brustmuskulatur – Bauchmuskeln – Hüftstrecker – Kniebeuger – Fuß- und Zehenbeuger

Zugehörige Meridianbahnen

Dünndarm – Dickdarm – 3 Erwärmer – Gallenblase – Milz/Pankreas – Leber – Niere – Magen – Blase

Indikationen

Diese Übung empfiehlt sich besonders bei Beschwerden im Bereich der Halswirbelsäule, der Brustwirbelsäule, der Schultergelenke sowie der Arme und Hände. Ferner ist diese Übung geeignet bei Kopfschmerzen, hohem Blutdruck, Atembeschwerden, Rückenschmerzen, Hüftbeschwerden, Leistenbeschwerden, Knie- und Fußproblemen, bei Sodbrennen, Durchblutungsstörungen und bei schmerzender Achillessehne.

Ausgleichsübungen

Der Sonnengruß, Die kleine Pyramide

Die kleine Pyramide

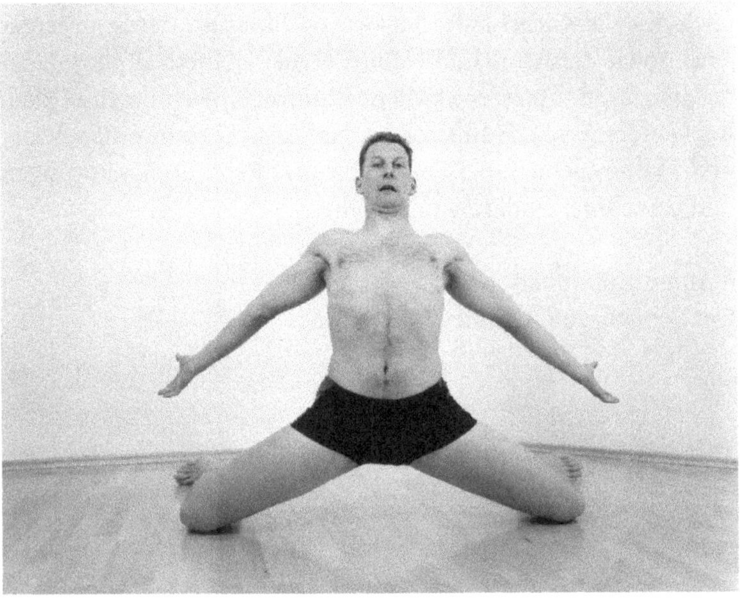

Gehen Sie in den Kniestand. Stützen Sie sich mit den Händen in den Hüften oder am Boden ab. Wandern Sie nun mit den Knien langsam auseinander – so weit, bis Ihre Beine so weit wie möglich gespreizt sind und Sie ein deutliches Ziehen in den Innenseiten Ihrer Oberschenkel verspüren. Gehen Sie dabei achtsam vor.

Diese Übung kann auch mit der Öffnung des Brustkorbs (vgl. *Der Sonnengruß*) kombiniert werden.

Halten Sie diese Position jeweils für einige Atemzüge. Bewegen Sie sich langsam und vorsichtig (nicht ruckartig) aus der Übungsposition wieder heraus, indem Sie Ihre Hände vorne am Boden abstützen.

Aktivierung

Geben Sie mit den Beinen leichten Druck nach innen – so, als ob Sie die Knie und Beine zusammenführen wollten. Halten Sie diese aktive Spannung jeweils für einige Atemzüge.

Gedehnte und aktivierte Muskelkette
Schenkelanzieher (Adduktoren) – Hüftbeuger – Bauchmuskeln – Brustmuskeln – Ober- und Unterarmbeuger – Kopfdreher

Zugehörige Meridianbahnen
Leber – Milz/Pankreas – Niere – Herz – Lunge

Indikationen
Ferner ist diese Übung geeignet bei Leistenschmerz, Hüftproblemen und -Arthrose, Allergien, Blasenreizungen, Brustenge sowie bei Infektanfälligkeit.

Ausgleichsübungen
Der Tisch, Auf vier Beinen

Der Sonnengruß

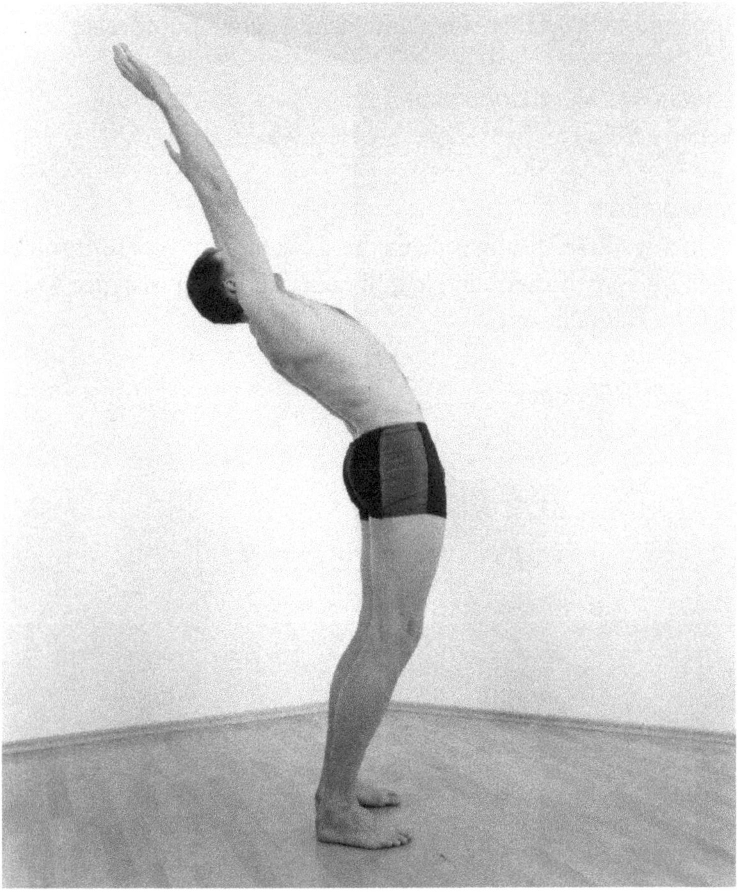

Nehmen Sie eine stabile Ausgangsstellung im Stehen ein. Die Beine sollten dabei hüftbreit auseinander stehen, die Knie sollten leicht gebeugt sein. Schieben Sie das Becken leicht nach vorne oben; kneifen Sie die Pobacken zusammen.
Lehnen Sie sich nun mit dem Oberkörper langsam und vorsichtig nach hinten.
Achten Sie bei dieser Übung darauf, dass Sie das Gleichgewicht nicht verlieren. Neigen Sie sich nur leicht nach hinten – nur so weit, wie es für Sie wirklich sicher und noch nicht unangenehm ist.

Halten Sie diese Stellung für einige Atemzüge. Bauchmuskel und Hüftbeuger sind so in ihrer ganzen Länge aktiv; sie halten das Körpergewicht gegen die Schwerkraft.
Legen Sie den Kopf in den Nacken und führen Sie dabei das Kinn gleichzeitig in Richtung Brustbein (Doppelkinn). Führen Sie nun Ihre gestreckten Arme neben dem Kopf in Richtung Decke. Drehen Sie dabei die Daumen zur Mitte und die Arme nach außen – so, dass der Brustkorb geöffnet wird. In der Vorstellung kann eine Sonne aus dem Brustbein strahlen.
Achten Sie bei dieser Übung darauf, dass Sie die Schultern locker lassen. Schulter und Oberarm sollten Sie eher unten bzw. hinten halten. So bleibt der Schulter-Nackenbereich entspannt.

Hilfsmittel

Je nach Körpergröße können Sie diese Übung auch in einem Türrahmen machen. Stellen Sie sich mit dem Rücken zu einem Türrahmen. Der Abstand ergibt sich aus Ihrer Körpergröße. Drücken Sie nun mit den Handinnenflächen nach vorn oben gegen die obere Kante des Türrahmens.

Varianten

1. Bei dieser Übung können Sie die Hand und die Finger nach hinten überstrecken. Damit wird die Gesamtdehnung noch einmal verstärkt.
2. Durch spielerisches Drehen des Oberkörpers nach links und rechts können Sie zusätzlich die schrägen Bauchmuskeln aktivieren.

Auflösen der Übung

Achten Sie darauf, dass Sie sich aus dieser Übung langsam und vorsichtig wieder herausbewegen. Gehen Sie dafür leicht in die Knie und nehmen Sie zuerst Ihre Arme herunter. Richten Sie Ihren Oberkörper dann wieder auf. Bleiben Sie noch für einige Atemzüge in der stabilen Anfangsstellung.

Gedehnte und aktivierte Muskelketten
Kniegelenk-Strecker – Hüftgelenk-Beuger – Bauchmuskeln – Brustmuskeln – Schultergelenk-Strecker – Ellenbogengelenk-Beuger – Finger-Beuger – Kopf-Beuger

Zugehörige Meridianbahnen
Magen – Niere – Leber – Milz/Pankreas – Lunge – Kreislauf/Sexus – Herz

Indikationen
Diese Übung empfiehlt sich besonders bei Schmerzen im Bereich der Hüftgelenke, der Leiste, der Lendenwirbelsäule, der Brustwirbelsäule, der Schulter und der Halswirbelsäule. Ferner bei Brustenge, Atembeschwerden, Kopfschmerzen, Allergie, Blasenreizungen, Bluthochdruck und bei Sodbrennen.

Ausgleichsübung
Auf vier Beinen

Weitere Variante

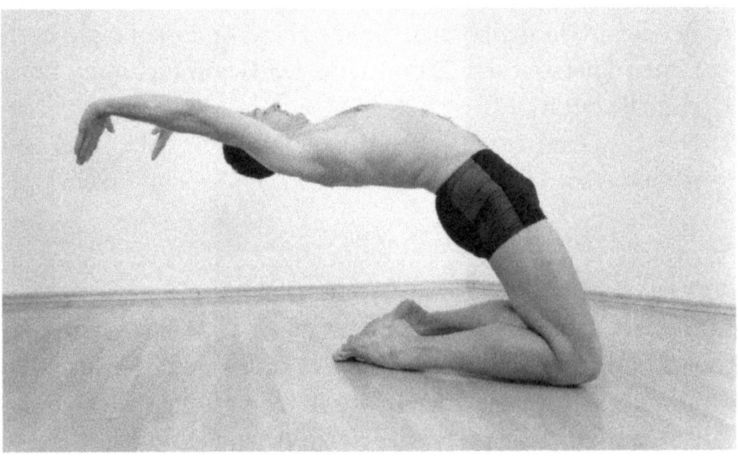

Auch im Kniestand auf beiden Knien können Sie den Oberkörper langsam und vorsichtig nach hinten lehnen.

Dabei können Sie sich auch mit den Händen an den Hüften abstützen.

Auflösen der Übung

Achten Sie darauf, dass Sie sich aus dieser Übung langsam und vorsichtig wieder herausbewegen. Stützen Sie sich dafür zunächst mit den Händen an den Hüften ab. Neigen Sie den Kopf (das Kinn) in Richtung Brustbein. Richten Sie nun Ihren Oberkörper wieder auf. Bleiben Sie noch für einige Atemzüge in der stabilen Stellung des Anfangs.

Der Sonnenflug

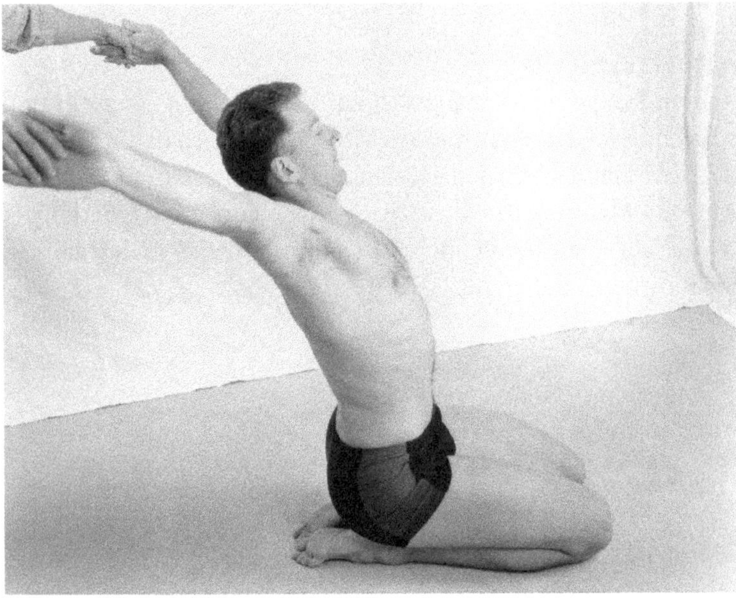

Gehen Sie in den Fersensitz. Sie können diese Übung aber auch sitzend auf einem Stuhl machen. Strecken Sie beide Arme nach hinten und zugleich nach oben. Die Daumen zeigen dabei nach oben. Überstrecken Sie nun leicht die Hand- und Fingergelenke.
Richten Sie Ihre gesamte Wirbelsäule auf. Heben Sie das Brustbein nach vorn oben an – schwellen Sie die Brust. In der Vorstellung kann eine Sonne aus dem Brustbein strahlen – der gesamte Bereich des Brustkorbs wird aufgedehnt und öffnet sich.
Der Kopf sollte bei dieser Übung in gerader Fortsetzung zur Wirbelsäule gehalten werden. Legen Sie den Kopf leicht in den Nacken und führen Sie das Kinn dabei Richtung Brustbein (Doppelkinn). In der Vorstellung wird der Kopf an seinem obersten Scheitelpunkt mit einem Bindfaden leicht nach oben gezogen.
Achten Sie bei dieser Übung darauf, dass die Schultern locker bleiben. Schulter und Oberarm sollten Sie eher unten bzw. hinten halten. So bleibt der Schulter-Nackenbereich entspannt.

Aktivierung (Partnerübung)

In dieser Stellung sollte nun ein Übungspartner leichten Widerstand an den Fingern geben (siehe Abbildung). Ziehen Sie Ihre Arme möglichst kräftig, aber nur mit minimalem Bewegungsimpuls nach vorn und zugleich nach unten. Halten Sie diese Spannung jeweils für einige Atemzüge.
Der Brustmuskel besitzt vertikal, diagonal und horizontal verlaufende Faseranteile. Die besten Übungsergebnisse erreichen Sie, wenn Sie die Arme in unterschiedlichen Höhen aktivieren (z.B. Winkelabstand Körper – Arme: 70°, 90°, 120°).

Gedehnte und aktivierte Muskelkette

Fingerbeuger – Handbeuger – Oberarmbeuger – Brustmuskulatur – Bauchmuskulatur

Zugehörige Meridianbahnen

Lunge – Kreislauf/Sexus – Herz – Magen – Niere – Gallenblase – Milz/Pankreas

Indikationen

Diese Übung empfiehlt sich besonders bei Beschwerden im Bereich der Halswirbelsäule, der Brustwirbelsäule, der Lendenwirbelsäule, der Schultergelenke, der Unterarme und Hände. Ferner ist diese Übung geeignet für die Atmung, bei verändertem Blutdruck, bei Kopfschmerz und Schwindel.

Ausgleichsübung

Der Kranich

Auf vier Beinen

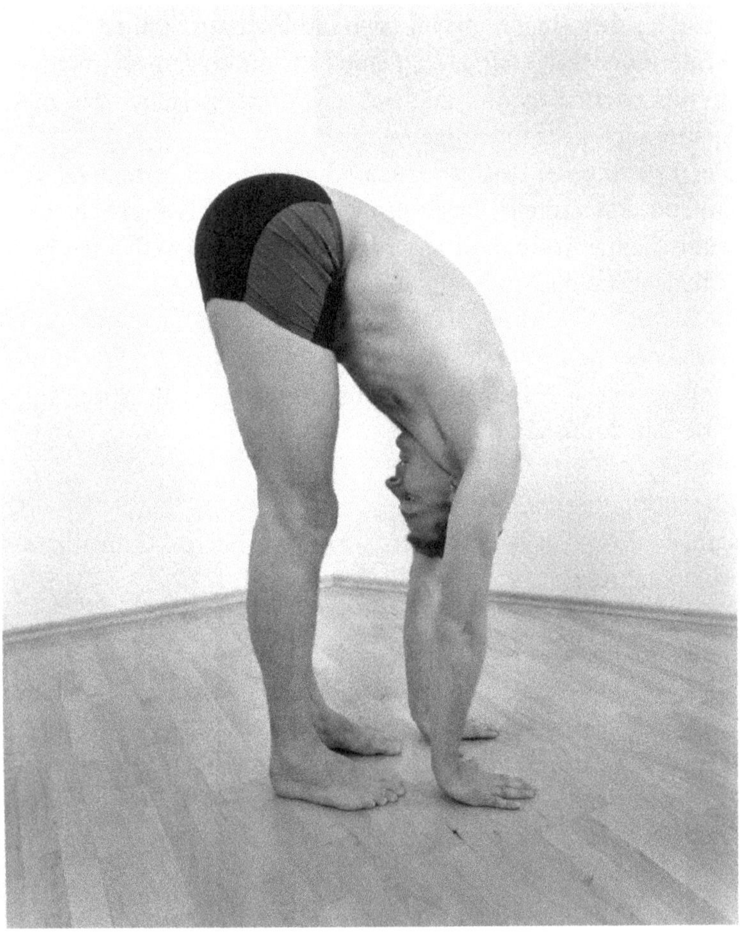

Nehmen Sie eine stabile Ausgangsstellung im Stehen ein. Die Beine sollten dabei hüftbreit auseinander stehen. Die Knie sind durchgestreckt. Stützen Sie Ihre Hände an den Hüften auf.
Beugen Sie nun den Oberkörper nach vorn. Versuchen Sie nun den Boden vor den Füßen mit den Fingern oder Händen zu erreichen. Dazu brauchen Sie vielleicht ein Telefonbuch oder einen kleinen Schemel, der vor Ihnen steht und auf den Sie Ihre Hände ablegen können.

Auflösen der Übung
Lösen Sie diese Übungsstellung langsam und vorsichtig wieder auf. Richten Sie Ihre Wirbelsäule ganz bewusst von unten her – Wirbel für Wirbel – wieder auf. In der Vorstellung kann Ihr Rückgrat eine Perlenkette sein, die von unsichtbarer Hand Perle um Perle gehoben wird. Das Kinn geht dabei zunächst zum Brustbein.

Gedehnte und aktivierte Muskelkette
Zehen – Fuß – Wade – hinterer Oberschenkel – Gesäß – Wirbelsäule – Arme

Zugehörige Meridianbahnen
Blase – Lunge – Kreislauf/Sexus – Herz – Dünndarm – Gallenblase – Milz/Pankreas

Indikationen
Diese Übung empfiehlt sich besonders bei Beschwerden in den Bereichen: Achillessehne, Zehen, Fuß, Wade, Knie, Hüfte, Gesäß, Leiste, Hüfte, Wirbelsäule, Schulter und Ellenbogen.

Ausgleichsübung
Der Sonnengruß

Die Grazie

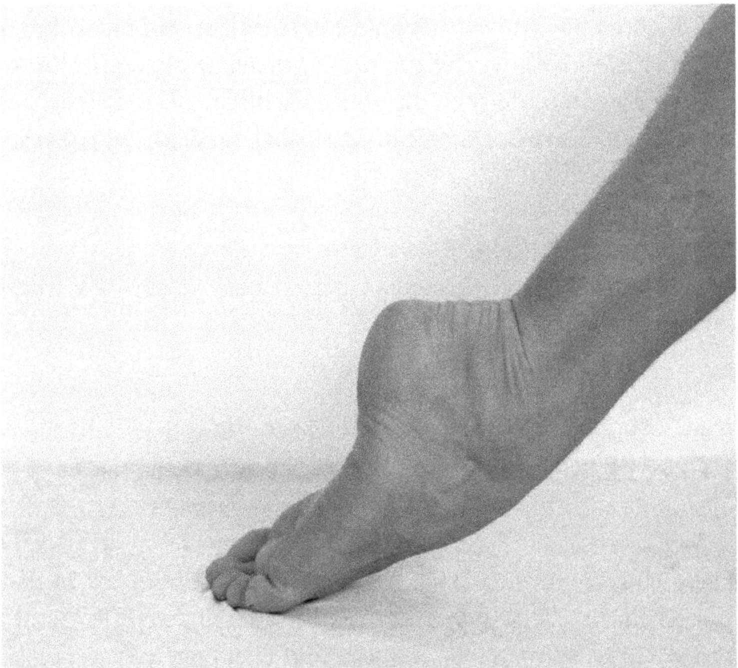

Nehmen Sie gegenüber einer Wand eine stabile Ausgangsstellung im Stehen ein. Die Beine sollten dabei schulterbreit auseinander stehen. Machen Sie nun mit dem rechten Bein einen Schritt nach hinten. Halten Sie die Zehen und das Sprunggelenk dabei so, dass die Rücken der Fußzehen (die Zehennägel) auf dem Boden zum Aufliegen kommen. Strecken Sie dabei das Knie möglichst weit durch. Drücken Sie nun mit den Zehen gegen den Boden – so dass Sie im Fußrist und in der Vorderseite des Unterschenkels eine deutliche Spannung verspüren.

Gedehnte und aktivierte Muskelkette
Zehen- und Fußstrecker – Kniestrecker

Zugehörige Meridianbahnen
Milz/Pankreas – Leber – Magen – Gallenblase

Indikationen
Beschwerden im Bereich Achillessehne, der Zehen, Sprunggelenk, Schienbein, Knie

Ausgleichsübung
Der Zehentanz

Zehentanz

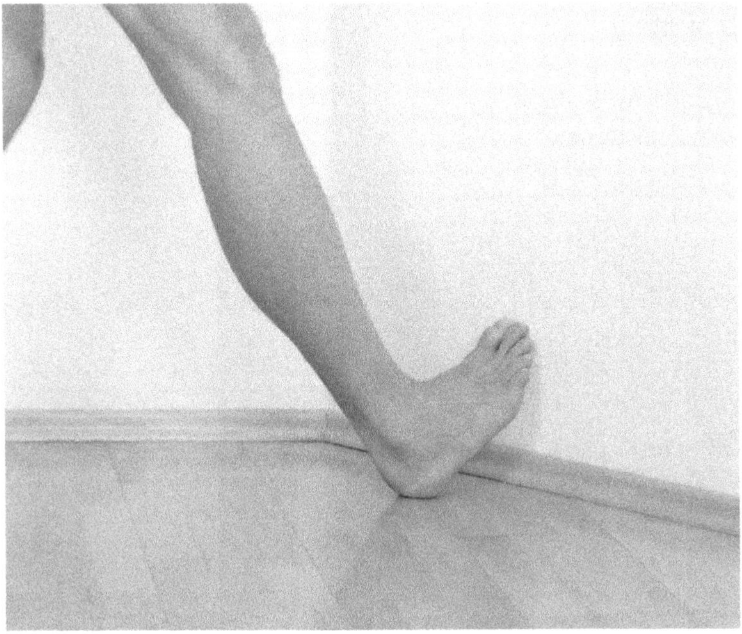

Nehmen Sie gegenüber einer Wand eine stabile Ausgangsstellung im Stehen ein. Stellen Sie das rechte Bein nach vorn an die Wand. Die Ferse bleibt dabei auf dem Boden stehen. Schieben Sie die Zehen so weit wie möglich an der Wand nach oben. Im Sprunggelenk sollte nun ein Winkel von 90° oder weniger entstehen. Das Knie ist dabei durchgestreckt.
Bewegen Sie den Oberkörper mit geradem Rücken nach vorn. Das linke Knie (des Standbeins) können Sie leicht beugen.
Drücken Sie nun die Zehen und Fußballen gegen die Wand. (Bogenbildung der Fußsohle). In der Wade sollte ein leichtes Ziehen bemerkbar sein.

Gedehnte und aktivierte Muskelkette
Diese Übung empfiehlt sich besonders bei Beschwerden in den Bereichen: Zehen- und Fußbeuger, Wade, hinterer Oberschenkel und Gesäßmuskulatur.

Zugehörige Meridianbahn
Blasenmeridian

Indikationen
Diese Übung empfiehlt sich besonders bei Beschwerden in den Bereichen: Zehen, Fuß, Achillessehne, Wade, Knie, Hüfte, Wirbelsäule und Sprunggelenk.

Ausgleichsübung
Die Grazie

Die Sprungfeder

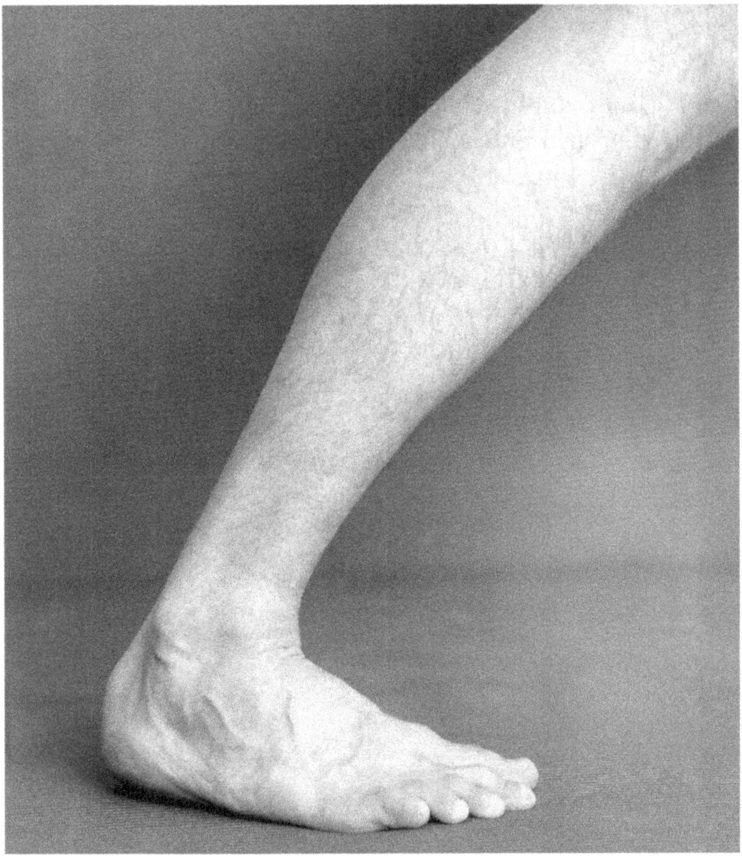

Nehmen Sie eine stabile Ausgangsstellung im Stehen ein. Machen Sie nun mit dem rechten Bein einen Schritt nach hinten und strecken Sie das Knie durch.
Schieben Sie nun das rechte Bein weiter nach hinten – so weit, bis ein Dehnreiz in der Wade auftritt. Die Ferse sollte dabei den Bodenkontakt nicht verlieren oder sich nur leicht abheben.

Aktivierung
Drücken Sie die Zehen und den Fußballen des rechten Fußes noch stärker in den Boden.

Gedehnte und aktivierte Muskelkette
Zehen- und Fußbeuger – Wadenmuskeln

Zugehörige Meridianbahn
Blasenmeridian

Indikationen
Diese Übung empfiehlt sich besonders bei Beschwerden in den Bereichen: Achillessehne, Zehen, Sprunggelenk, Wade, Knie, Oberschenkel und Lendenwirbelsäule.

Ausgleichsübung
Der stolze Hahn

Der stolze Hahn

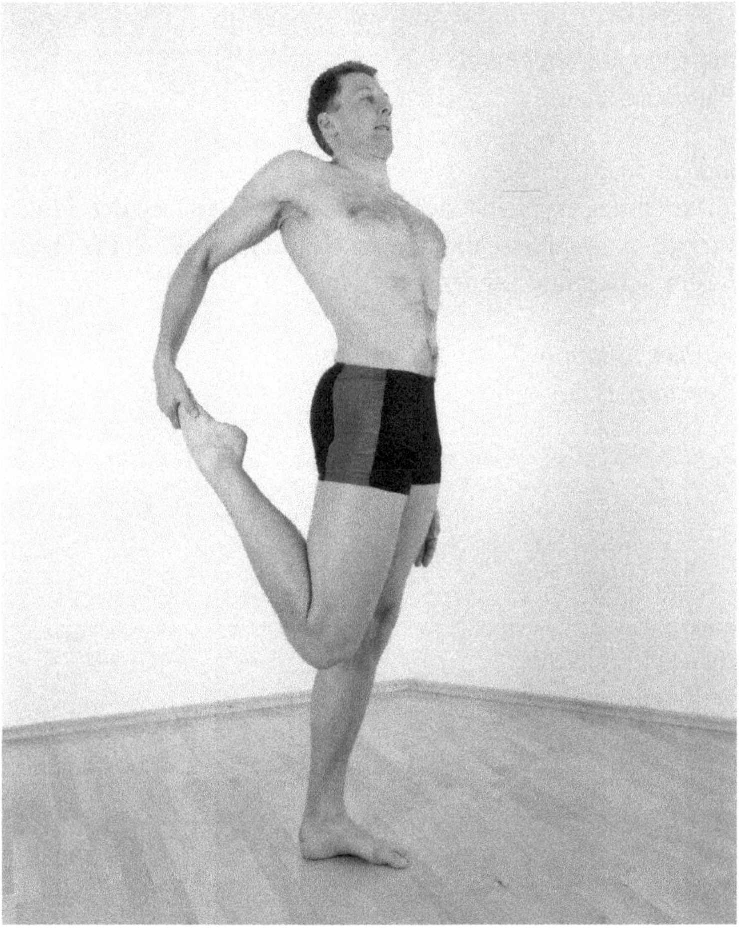

Nehmen Sie eine stabile Ausgangsstellung im Stehen ein. Die Beine sollten dabei hüftbreit auseinander stehen. Nehmen Sie einen Stuhl zur Hilfe, damit Sie bei der folgenden Übung das Gleichgewicht halten können.

Stellen Sie sich nun auf ein Bein. Führen Sie das andere Bein nach hinten in Richtung Gesäß. Versuchen Sie mit der Hand derselben Seite, das Spielbein am Fußrücken zu halten und eventuell weiter in Richtung Gesäß zu ziehen.

Das Knie des gehaltenen Beines sollte nicht zu sehr nach außen ausweichen. Im Idealfall berühren sich die beiden Kniegelenke. Schieben Sie das Becken leicht nach vorne (kneifen Sie die Pobacken zusammen). Dadurch vermeiden Sie den Hohlrücken und die Dehnung im Spielbein wird verstärkt.
Richten Sie Ihre gesamte Wirbelsäule auf. Heben Sie das Brustbein nach vorn oben an – schwellen Sie die Brust. In der Vorstellung kann eine Sonne aus dem Brustbein strahlen – der gesamte Bereich des Brustkorbs wird aufgedehnt und öffnet sich.
Der Kopf sollte bei dieser Übung in gerader Fortsetzung zur Wirbelsäule gehalten werden. Legen Sie den Kopf leicht in den Nacken und führen Sie das Kinn dabei Richtung Brustbein (Doppelkinn). In der Vorstellung wird der Kopf an seinem obersten Scheitelpunkt mit einem Bindfaden leicht nach oben gezogen.
Achten Sie bei dieser Übung darauf, dass die Schultern locker bleiben. Schulter und Oberarm sollten Sie eher unten bzw. hinten halten. So bleibt der Schulter-Nackenbereich entspannt.

Aktivierung

Geben Sie mit dem Fußrücken des Spielbeins leichten Druck in die Handfläche. Im Kniegelenk sollte es dabei keine Bewegung geben.
Ferner können Sie die Pobacken zusammendrücken. Auch können Sie den Oberkörper ganz leicht zurücklehnen.

Gedehnte und aktivierte Muskelkette

Fußstrecker – Kniestrecker – Hüftbeuger – Bauchmuskel – vordere Halsmuskulatur

Zugehörige Meridianbahnen

Magen – Milz/Pankreas – Niere

Indikationen

Diese Übung empfiehlt sich besonders bei Beschwerden in den Bereichen: Kniegelenke, Hüftgelenke, Gesäß, Lendenwirbelsäule,

Achillessehne, Leiste, Oberschenkel und Wade. Ferner ist diese Übung geeignet bei Sodbrennen.

Ausgleichsübung
Die Sprungfeder

Der Baum im Wind

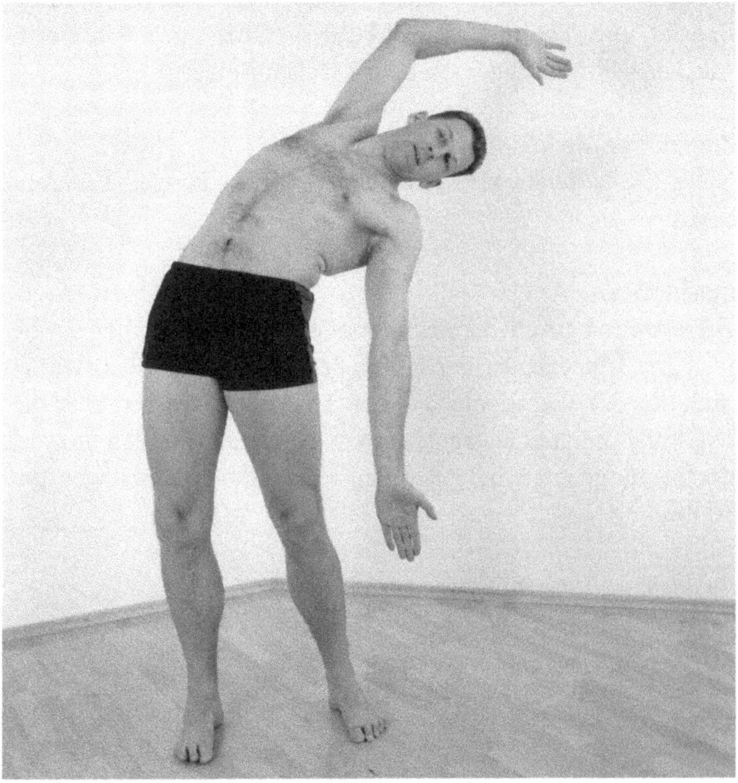

Nehmen Sie eine stabile Ausgangsstellung im Stehen ein. Die Beine sollten dabei hüftbreit auseinander stehen.

Achtung: Bei Hüftgelenk-Prothesen und nach Versteifungen im Wirbelsäulenbereich sollten Sie diese Übung unterlassen!

Beugen Sie den Oberkörper nach links. Führen Sie dabei die linke Hand in Richtung linker Fuß. Führen Sie den rechten Arm nach links über den Kopf.

Aktivierung

Heben Sie den rechten Arm mit minimalem Bewegungsausschlag in Richtung Decke. Eine weitere Möglichkeit der Aktivierung besteht, indem man den Oberkörper leicht nach oben anhebt.

Gedehnte und aktivierte Muskelkette
Vorderer und seitlicher Unter- und Oberschenkel – seitliche Bauch- und Brustkorbmuskulatur – Ober- und Unterarmstrecker – Fingerbeuger – seitliche Halsmuskulatur

Zugehörige Meridianbahnen
Niere – Milz/Pankreas – Gallenblase – Herz – Lunge – Kreislauf/Sexus

Indikationen
Diese Übung empfiehlt sich besonders bei Beschwerden im Bereich der Kniegelenke, der Hüfte, der Lenden- und Brustwirbelsäule, der Schultergelenke und der Halswirbelsäule. Ferner ist diese Übung geeignet bei verändertem Blutdruck, bei Beschwerden der Atmung, sowie bei Allergien, Herzrhythmusstörungen und Sodbrennen.

Ausgleichsübungen
Segel im Wind, Auf vier Beinen

Der Kreis der Hände I

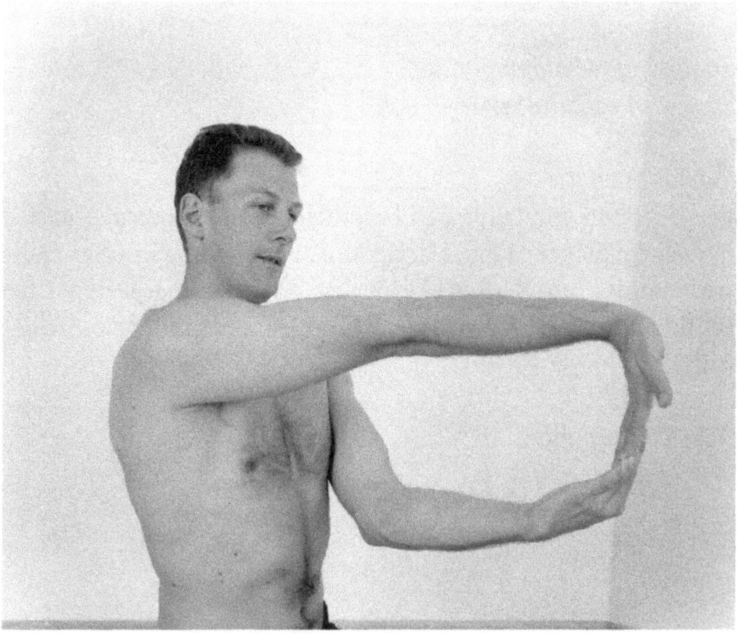

Nehmen Sie eine stabile und aufrechte Ausgangsstellung im Stehen oder im Sitzen ein. Strecken Sie nun beide Arme nach vorn aus. Drehen Sie die Handinnenfläche der rechten Hand zur Decke.
Ziehen Sie nun diese Hand mit den Fingerspitzen der linken Hand zurück, so dass Sie eine deutliche Dehnung in Ihrem rechten Innenarm spüren.
Der Ellenbogen des gedehnten Armes sollte durchgedrückt sein. Die Finger des gedehnten Armes drücken nun in die andere Hand. Achten Sie bei dieser Übung darauf, dass Sie die Schultern nicht hochziehen und verkrampfen.

Variation
Diese Übung können Sie auch beidseitig im Fersensitz machen. Man könnte auch sagen, dass dieser Händekreis eine Variante der *Pavian*-Übung ist.

Gedehnte und aktivierte Muskelkette
Finger- und Handbeuger – Ellenbogenbeuger

Zugehörige Meridianbahnen
Lunge – Kreislauf/Sexus – Herz

Indikationen
Diese Übung empfiehlt sich besonders bei Beschwerden in den Bereichen: Finger, Hand, Handgelenk, Ellenbogen, Schulter, Halswirbelsäule und Nacken. Ferner ist diese Übung geeignet bei Bluthochdruck, Herzrhythmusstörungen und bei Infektanfälligkeit.

Ausgleichsübung
Der Kreis der Hände II

Der Kreis der Hände II

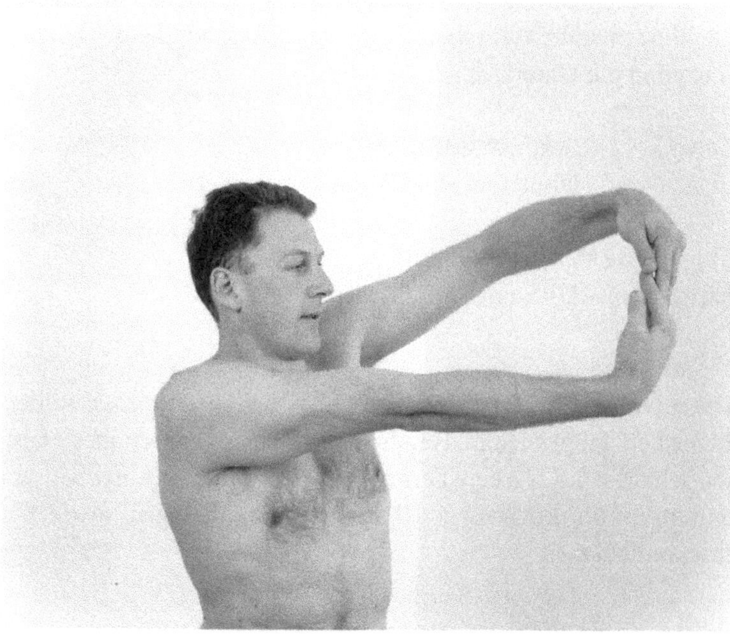

Diese Übung ist das Gegenstück zum *Kreis der Hände I.* Nehmen Sie eine stabile und aufrechte Ausgangsstellung im Stehen oder im Sitzen ein. Strecken Sie nun beide Arme nach vorn aus. Drehen Sie die Handinnenfläche der rechten Hand zum Boden. Ziehen Sie nun diese Hand mit den Fingerspitzen der linken Hand zurück, so dass Sie eine deutliche Dehnung in Ihrem rechten Außenarm und im Handrücken spüren. Der Ellenbogen des gedehnten Armes sollte durchgedrückt sein. Die Finger des gedehnten Armes drücken nun in die andere Hand.
Achten Sie bei dieser Übung darauf, dass Sie die Schultern nicht hochziehen und verkrampfen.

Variation
Diese Übung können Sie auch beidseitig im Fersensitz machen (vgl. die *Pavian*-Übung). Drehen Sie dabei die Arme und Daumen nicht nach außen, sondern nach innen. Die Fingerspitzen

zeigen jeweils zu den Knien. Die Handrücken sollten während der gesamten Übung den Kontakt zum Boden nicht verlieren. Die Ellenbogen sollten durchgestreckt sein. Drücken Sie die Fingerrücken in die Unterlage.

Gedehnte und aktivierte Muskelkette
Finger- und Handstrecker – Ellenbogenstrecker

Zugehörige Meridianbahnen
Dünndarm – Dickdarm – 3 Erwärmer

Indikationen
Diese Übung empfiehlt sich besonders bei Beschwerden in den Bereichen: Finger, Hand, Handgelenk, Ellenbogen, Schulter, Halswirbelsäule und Nacken. Ferner ist diese Übung geeignet bei verändertem Bluthochdruck, Herzrhythmusstörungen sowie bei Infektanfälligkeit.

Ausgleichsübungen
Der Kreis der Hände I, Der Pavian

Der Pavian

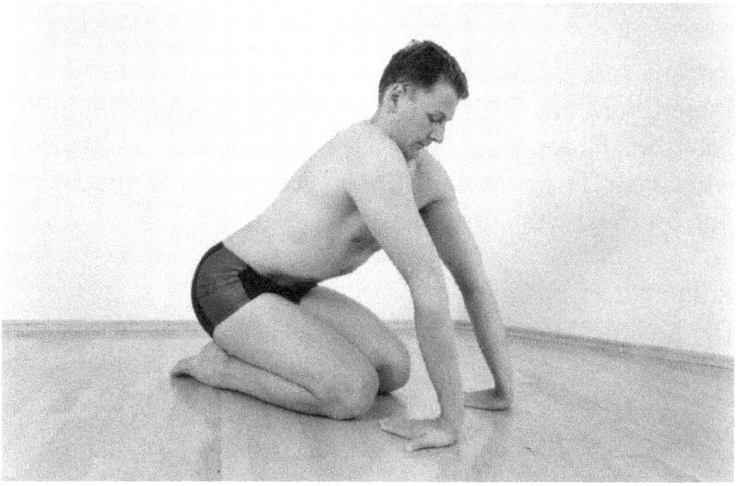

Gehen Sie in den Fersensitz. (Ihre Ausgangsstellung muss dabei nicht so genau eingehalten werden wie auf der Abbildung; Sie müssen nicht unbedingt mit Ihrem Gesäß auf den Fersen zum Sitzen kommen.) Stützen Sie nun die Hände schulterbreit vor den Knien auf dem Boden ab. Drehen Sie dabei die Daumen nach außen. Die Fingerspitzen zeigen jeweils zu den Knien. Wenn möglich sollten die Handflächen dabei ganz auf dem Boden aufliegen. Die Ellenbogen sollten durchgestreckt sein.
Schieben Sie die Hände nun so weit nach vorn vom Körper weg, bis ein leichtes Ziehen in den Handgelenken bzw. Unterarmen auftritt.
Zur Aktivierung können Sie die Handinnenflächen und die Finger in die Unterlage eindrücken.

Variante
Diese Übung können Sie auch an einem Tisch machen, indem Sie Ihre Handinnenflächen auf der Tischfläche abstützen.

Gedehnte und aktivierte Muskelkette
Finger- und Handbeuger – Ellenbogenbeuger

Zugehörige Meridianbahnen
Lunge – Kreislauf/Sexus – Herz

Indikationen
Diese Übung empfiehlt sich besonders bei Beschwerden in den Bereichen: Finger, Hand, Handgelenk, Ellenbogen, Schulter, Halswirbelsäule. Ferner ist diese Übung geeignet bei Bluthochdruck und bei Herzrhythmusstörungen.

Ausgleichsübungen
Der Kreis der Hände II, Der Sonnenflug, Die kleine Pyramide

Segelschiff im Wind

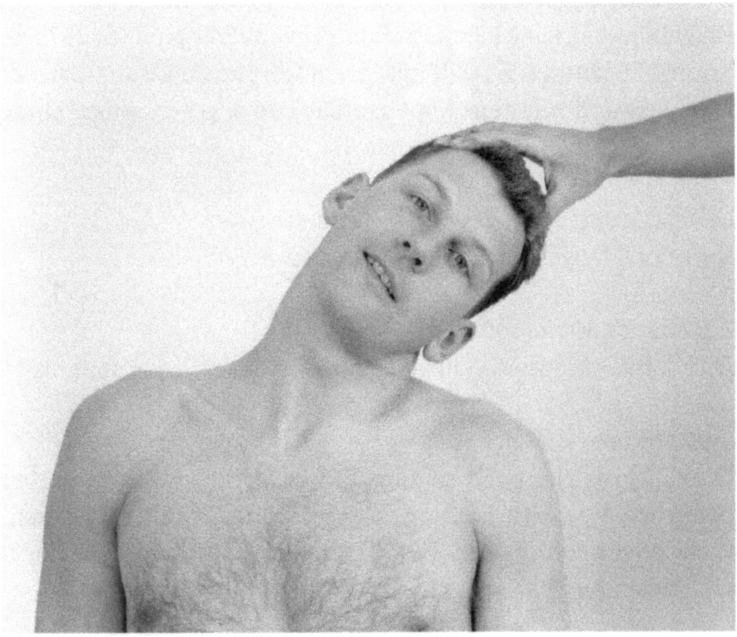

Nehmen Sie eine stabile und aufrechte Ausgangsstellung im Stehen oder im Sitzen ein. Richten Sie die Brustwirbelsäule auf. Schauen Sie nach vorn.
Bewegen Sie nun den Kopf langsam und vorsichtig mit dem linken Ohr in Richtung Ihrer linken Schulter – so, dass Sie eine deutliche Spannung bzw. Dehnung in der aufgedehnten, rechten Seite der Halsmuskulatur und in der rechten Schulterregion empfinden.
Den linken Arm können Sie über Ihren Kopf führen und diesen an der rechten Schläfe halten. Nun können Sie mit der Hand sanften Druck nach links geben. Mit dem Kopf können Sie leicht gegen die Hand drücken.
Gehen Sie bei dieser Übung besonders vorsichtig mit sich um. Für ein sicheres Gleichgewicht sollten Sie diese Übung eher im Sitzen ausführen. Achten Sie darauf, dass Sie die Schultern nicht hochziehen und verkrampfen.

Partnerübung

Der Partner stellt sich auf die Seite, zu welcher Ihr Kopf geneigt ist. Nun legt er seine Hände auf die gegenüberliegende Seite Ihres Kopfes. So können Sie sich mit Ihrem Körper am Übungspartner anlehnen und mit dem Kopf sanften Druck gegen seine Hände geben.

Gedehnte und aktivierte Muskelkette

Kurze und lange seitliche Halsmuskulatur

Zugehörige Meridianbahnen

Dickdarm – Magen – Gallenblase – 3 Erwärmer – Dünndarm

Indikationen

Diese Übung empfiehlt sich besonders bei Beschwerden in den Bereichen: Halswirbelsäule, Brustwirbelsäule, Schultern, Nacken, Kiefergelenk und Ohren. Sie ist gut für die Atmung, bei Kopfschmerzen und bei Schwindel.

Der Blick der Eule

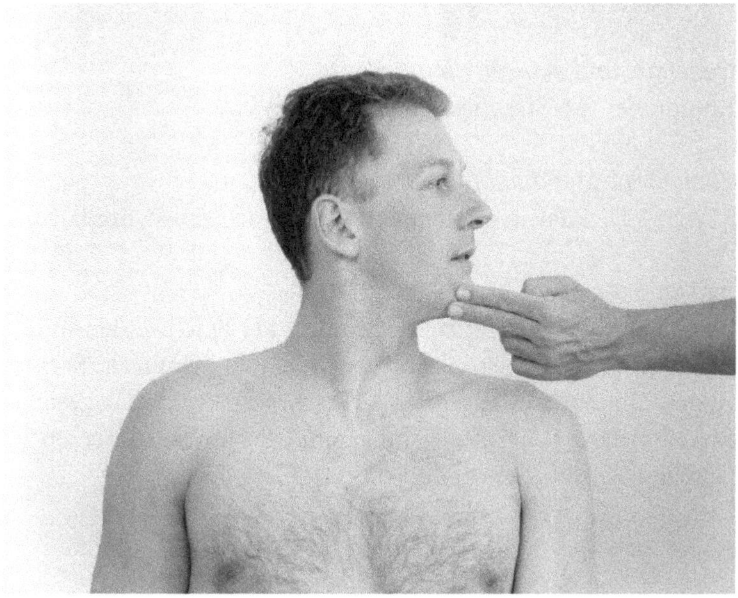

Nehmen Sie eine stabile und aufrechte Ausgangsstellung (vorzugsweise im Sitzen) ein. Richten Sie die Brustwirbelsäule auf. Drehen Sie nun den Kopf vorsichtig, aber möglichst weit nach links. Halten Sie diese Position für einige Atemzüge.
Achten Sie darauf, dass Sie die Schultern nicht hochziehen und verkrampfen. Schulter und Oberarm sollten Sie eher unten bzw. hinten halten.

Partnerübung
Der Partner positioniert sich zu Ihrer Linken. Von hier kann er eine Hand an Ihr rechtes Kinn und oder an die rechte Wange legen. Nun können Sie mit dem Kopf gegen den Widerstand dieser Hand einen leichten Bewegungsimpuls nach rechts geben.

Variation
Schieben Sie bei Drehung des Kopfes zur linken Seite den Unterkiefer nach links. Wenn ein Übungspartner an der rechten Kinn-

seite einen Widerstand bietet, können Sie den Kiefer leicht gegen die Hand des Partners drücken.

Gedehnte und aktivierte Muskelkette
Kopfdreher (M. Sternocleidomastoideus)

Zugehörige Meridianbahnen
Magen – Dickdarm – Gallenblase – 3 Erwärmer – Dünndarm

Indikationen
Diese Übung empfiehlt sich besonders bei Beschwerden in den Bereichen: Halswirbelsäule, Brustwirbelsäule, Schultern, Nacken, Augen, Ohren und Kiefergelenke. Ferner ist diese Übung geeignet für die Atmung, bei Kopfschmerzen, bei Nervenschmerzen im Gesicht sowie bei Schwindel.

Himmelsblick

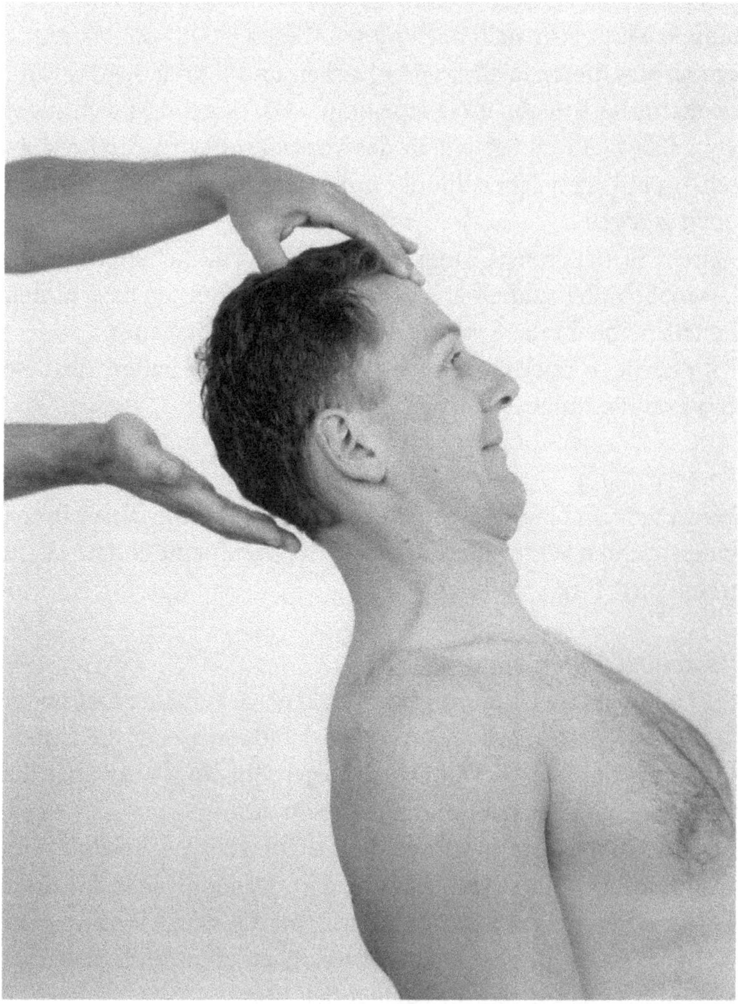

Nehmen Sie eine stabile und aufrechte Ausgangsstellung (vorzugsweise im Stehen) ein.
Richten Sie Ihre gesamte Wirbelsäule auf; heben Sie das Brustbein nach vorn oben an. In der Vorstellung kann eine Sonne aus dem Brustbein strahlen – der gesamte Bereich des Brustkorbs wird aufgedehnt und öffnet sich.

Kippen Sie nun den Oberkörper leicht nach hinten. Der Kopf sollte dabei in gerader Fortsetzung zur Wirbelsäule gehalten werden. Er kippt also auch nach hinten. Legen Sie für die Fixierung des Kopfes diesen leicht in den Nacken und führen Sie das Kinn in Richtung Brustbein (Doppelkinn). Das Kinn darf sich nicht vom Brustbein entfernen! In der Vorstellung wird der Kopf an seinem obersten Scheitelpunkt mit einem Bindfaden leicht nach oben gezogen.

Achten Sie bei dieser Übung darauf, dass Sie die Schultern locker lassen. Schulter und Oberarm sollten Sie eher unten bzw. hinten halten. So bleibt der Schulter-Nackenbereich entspannt.

Kippen Sie so noch etwas mehr nach hinten und halten Sie diese Position für einige Atemzüge.

Partnerübung

Wenn sich ein Übungspartner hinter Sie stellt, kann dieser Ihnen einen leichten Widerstand an der Stirn geben. Seine andere Hand unterstützt Ihren Nacken.

Variante (Partnerübung)

Sie können diese Übung auch in Rückenlage auf einer Liege oder auf einem Tisch machen. Legen Sie sich dabei so auf die Unterlage, dass Ihre Schultern noch aufliegen, Ihr Kopf aber über die Unterlage hinausschaut und nicht mehr aufliegt.

Halten Sie den Kopf in gerader Fortsetzung zur Wirbelsäule. Das Kinn darf sich nicht vom Brustbein entfernen! Halten Sie diese Position für einige Atemzüge. Sie werden staunen, wie schwer der Kopf ist. Vermeiden Sie dabei Ausweichbewegungen. In den Entspannungsphasen hält Ihr Partner den Kopf.

Achten Sie auch hier darauf, dass Sie die Schultern nicht hochziehen und verspannen.

Gedehnte und aktivierte Muskelkette

Kiefer- und Mundbodenmuskulatur – vordere Halsmuskulatur – vordere Brustmuskulatur – gerader Bauchmuskel

Zugehörige Meridianbahnen
Magen – Niere

Indikationen
Diese Übung empfiehlt sich besonders bei Beschwerden in den Bereichen: Kiefer, Halswirbelsäule, Brustwirbelsäule, Ohren und Stirnhöhle. Ferner ist diese Übung geeignet für die Unterstützung der Atmung, bei Rückenbeschwerden und bei Schwindel.

Das Lächeln

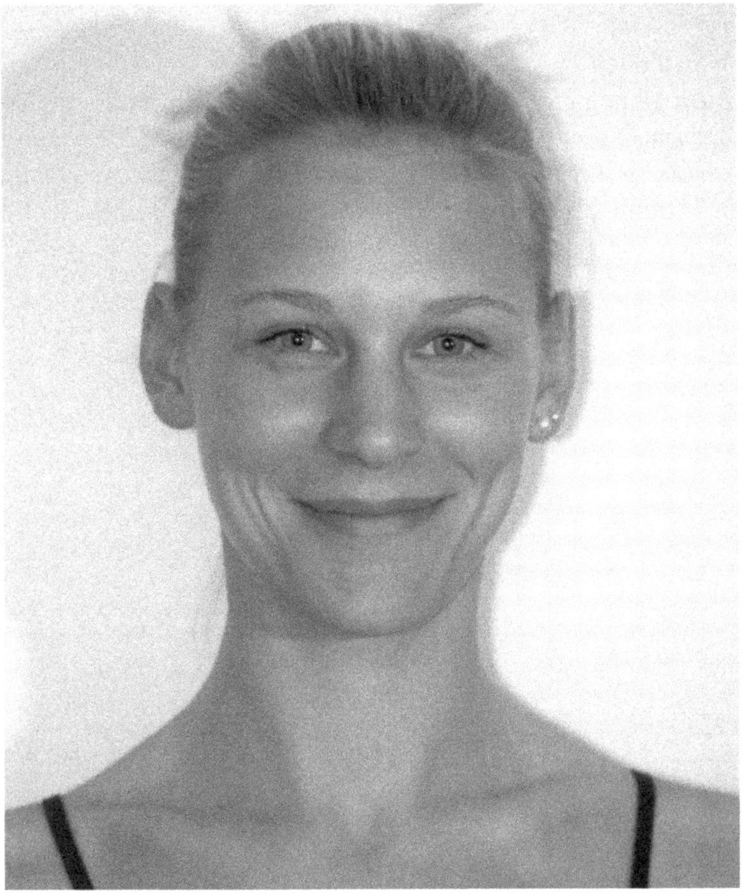

Lächeln Sie bewusst – nach außen und nach innen ... Diese Übung sollten Sie täglich mehrmals wiederholen. Sie dient dem Erhalt und der Stabilisierung des körperlichen und seelischen Gleichgewichts.

Seelische Regungen sind immer auch körperlich und umgekehrt. Wenn wir innerlich fröhlich sind, wird dies körperlich sichtbar in einem Lächeln. Und umgekehrt können wir sagen: Wenn wir lächeln, so nimmt unser Seelenleben dieses körperliche Geschehen wahr; wir werden innerlich gelöster. In all den Höhen und

Tiefen unseres Lebens sind wir ein fortwährender lebendiger Fluss der Selbst-Wahrnehmung, des Selbst-Gesprächs. Wir können sagen, dass wir uns, unser Selbst in Selbstgesprächen erzeugen. Warum nicht spielerisch mit Hilfe eines Lächelns?
Die damit »behandelten« muskulären Strukturen des Gesichts, die Kiefer- und Kaumuskulatur ist eine wichtige körperliche Stress- und Aggressionszone. Die Entspannung dieser Strukturen durch ein Lächeln führt weit über den Kiefer- und Gesichtsbereich hinaus.

Der stille Gesang

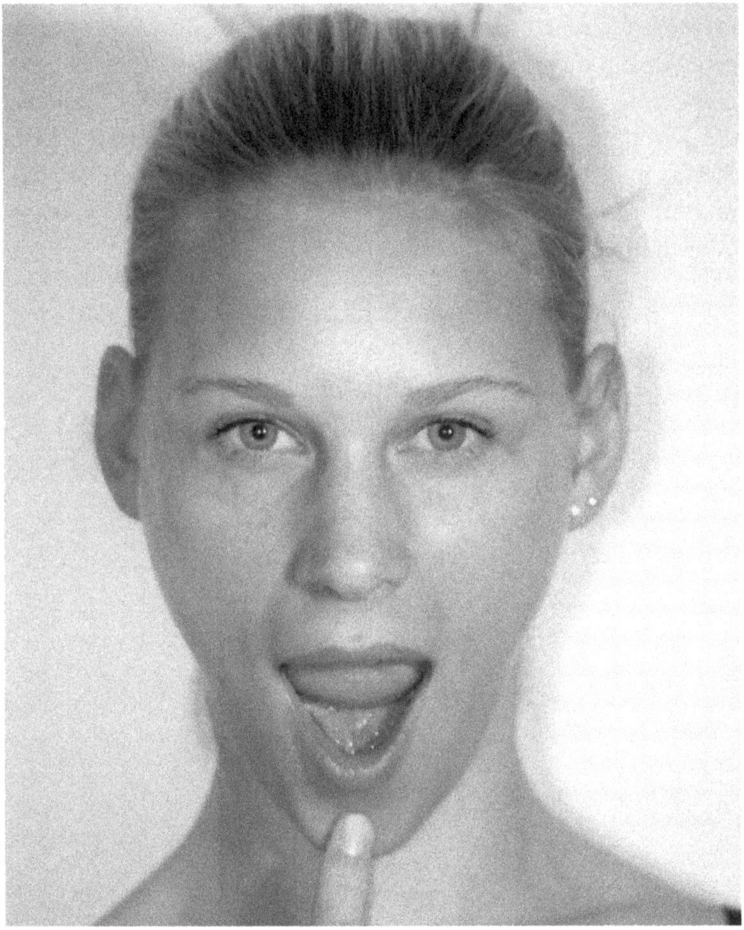

Nehmen Sie eine stabile und aufrechte Ausgangsstellung (vorzugsweise im Sitzen) ein. Richten Sie die gesamte Wirbelsäule auf.

Öffnen Sie den Mund so weit wie möglich. Der Kopf sollte dabei in gerader Fortsetzung zur Wirbelsäule gehalten werden. Legen Sie nun die Zeige- und Mittelfinger von vorne auf das Kinn. Versuchen Sie, gegen den Widerstand der Finger den Mund zu schließen.

Variation 1

Öffnen Sie den Mund leicht und schieben Sie den Unterkiefer nach links. Legen Sie die Finger auf die rechte Unterkieferseite. Schieben Sie nun den Unterkiefer nach rechts gegen die Finger.

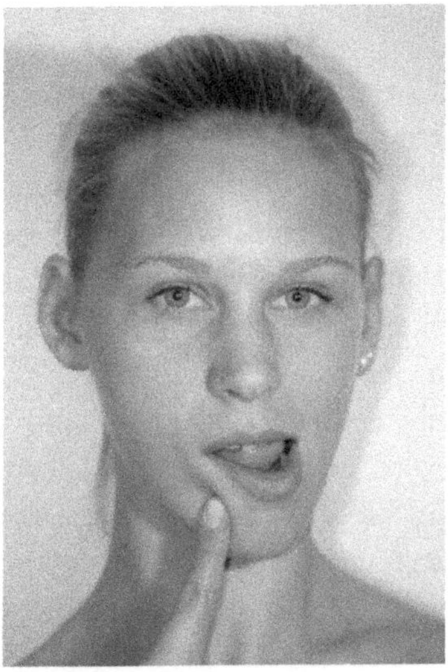

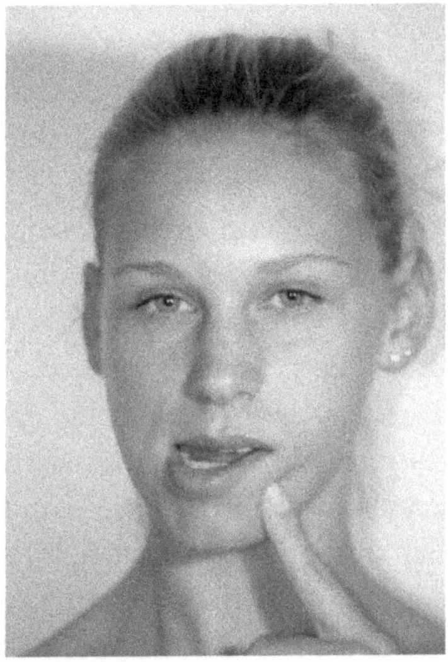

Variation 2

Öffnen Sie den Mund leicht und schieben Sie den Unterkiefer so weit wie möglich nach vorn (wie ein Schimpanse).

Gedehnte und aktivierte Muskelkette

Kiefer- und Kaumuskulatur

Zugehörige Meridianbahnen

Gallenblase – Magen

Indikationen

Diese Übung empfiehlt sich besonders bei Beschwerden in den Bereichen: Kiefergelenk, Nacken, Halswirbelsäule, Augen und Stirnhöhle. Ferner ist diese Übung geeignet bei Kopfschmerzen, Tinnitus (Ohrgeräusche – mit Ausnahme von strukturellen Schädigungen), bei Schwindel sowie bei Kopfschmerz.

Augen-Blicke

Bei den folgenden Augenübungen werden die unwillkürlichen, automatischen Bewegungsaktivitäten des Auges bewußt und willentlich abgerufen. Dabei steht aber nun nicht die Optik (das Sehen) im Vordergrund, sondern die Augenmuskulatur: Diese wird hier nur zum Zweck der Bewegung aktiviert, ohne dass damit eine visuelle Wahrnehmung gekoppelt ist. Somit werden andere, übergeordnete Sehzentren im Gehirn aktiviert.
Durch diese neue und für das Gehirn ungewöhnliche Kombination von Aktivierungsmustern wird die körpereigene Selbstregulation stimuliert: Die Augenmuskulatur entspannt sich, die Sehfähigkeit verbessert sich (bei längerer und regelmäßiger Anwendung) und der gesamte Bereich der Halswirbelsäule wird reguliert. Dies deshalb, weil die Muskelfühler der *Halswirbelsäule*, der *Gleichgewichtssinn* und der *Sehsinn* im Zentralnervensystem aufs Engste miteinander verknüpft sind. Die »Blick«-Übungen regulieren so immer auch die Halswirbelsäule und das Gleichgewicht mit.
Diese Übung empfiehlt sich besonders bei Gleichgewichtsstörungen und Schwindel, bei Sehproblemen und Schleiersehen und insbesondere für Personen, die viel sitzen und am Computer arbeiten.

Nehmen Sie für die folgende Augenübung, die aus vier Übungseinheiten besteht, eine stabile Ausgangsstellung im Sitzen ein. Richten Sie die gesamte Wirbelsäule auf. Versuchen Sie, die folgenden Übungen spielerisch auszuführen:

1. Führen und richten Sie bei jeder der vier Übungen Ihren Blick abwechselnd nach links und nach rechts, nach unten und oben – dies ohne dabei den Kopf mitzudrehen oder zu bewegen (= visuelle Ausrichtung der Augenbewegung).

2. Machen Sie die gleiche Übung sodann mit geschlossenen Augen (= imaginär visuelle, primär motorische Ausrichtung und Führung der Augen).
3. Machen Sie diese Übungsschritte nun mit geschlossenen Augen und gegen den leichten Berührungswiderstand Ihrer Fingerkuppen (= intersensorische Augenbewegungs-Koordination).

Achtung: Geben Sie keinen Druck gegen den Augapfel!

- Zuerst liegen die Zeigefinger jeweils über dem linken und rechten Augapfel. Richten Sie nun Ihren »Blick« nach oben – so dass die entsprechenden Augenmuskeln die Augäpfel nach oben in Richtung Ihrer Zeigefinger aktivieren.

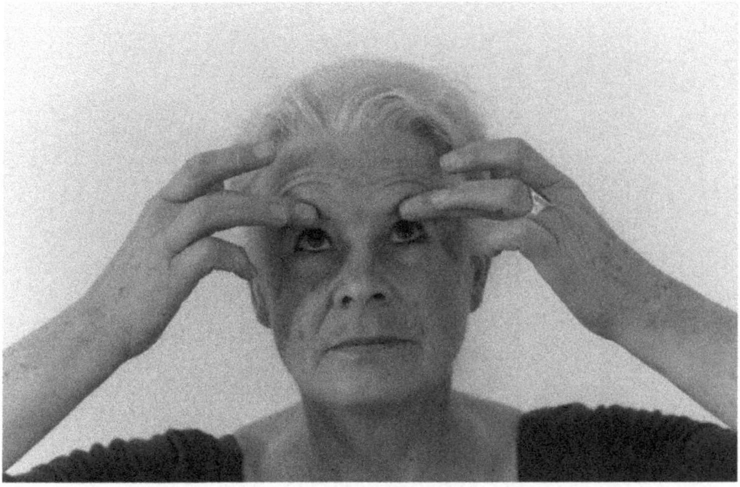

- Sodann liegen die Fingerkuppen unter den Augäpfeln. Geben Sie nun den Augen den Impuls für den scheinbaren Blick nach unten – so dass die entsprechenden Augenmuskeln die Augäpfel nach unten gegen Ihre Finger bewegen.
- Führen Sie diese Übung sodann mit der »Blick«-Richtung nach rechts durch. Dabei liegt der Finger am linken Auge innen (bei der Nasenwurzel), der Finger am rechten Auge liegt außen.

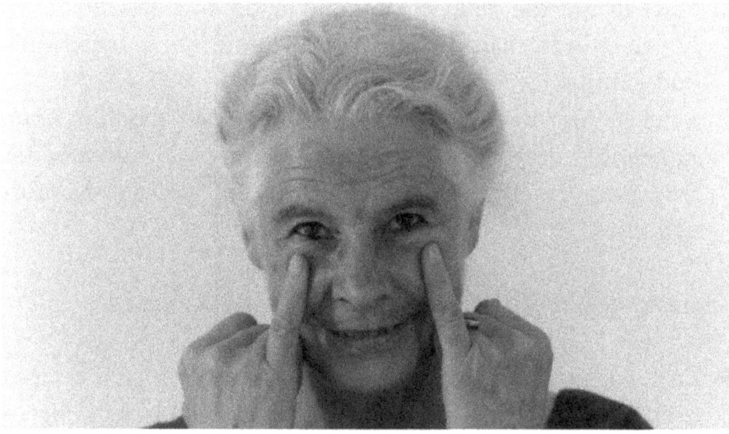

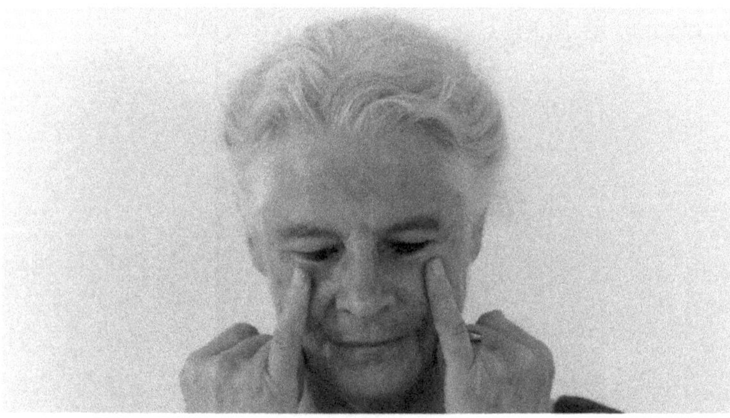

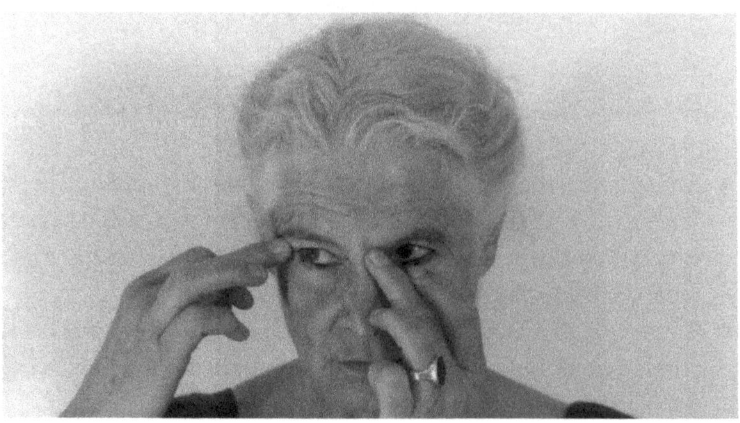

- Die gleiche Übung wird sodann mit der »Blick«-Richtung nach links durchgeführt. Der Finger am linken Auge wechselt nach außen, der Finger am rechten Auge wechselt nach innen.

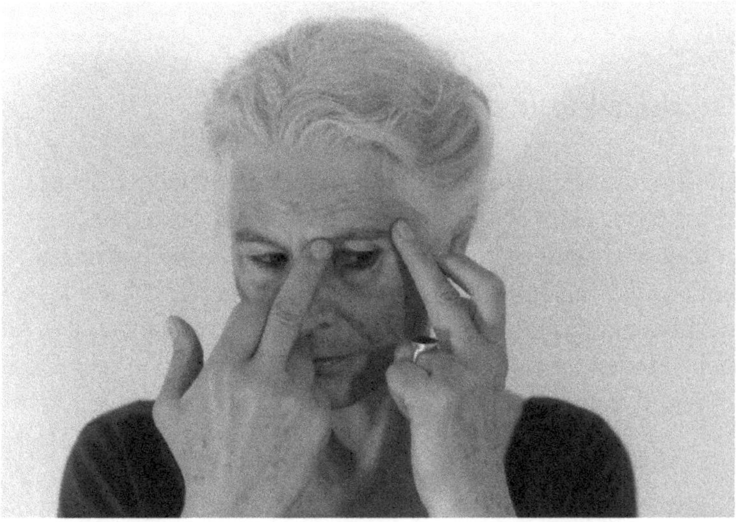

Druckpunkte an den Händen und im Gesicht

Druckpunkte an den Händen

Als Ergänzung zu den KiD-Übungen, bei denen wir mit dem ganzen Körper aktiv sind, sind im Folgenden Druckpunkt-Zuordnungen der Hände angegeben. In den Händen und in den Füßen enden und versammeln sich viele der aktivierten Muskelketten und Bewegungslinien und die zugehörigen Meridianbahnen. An den Händen ist eine *Selbstbehandlung* dieser Punkte sehr leicht durchführbar.

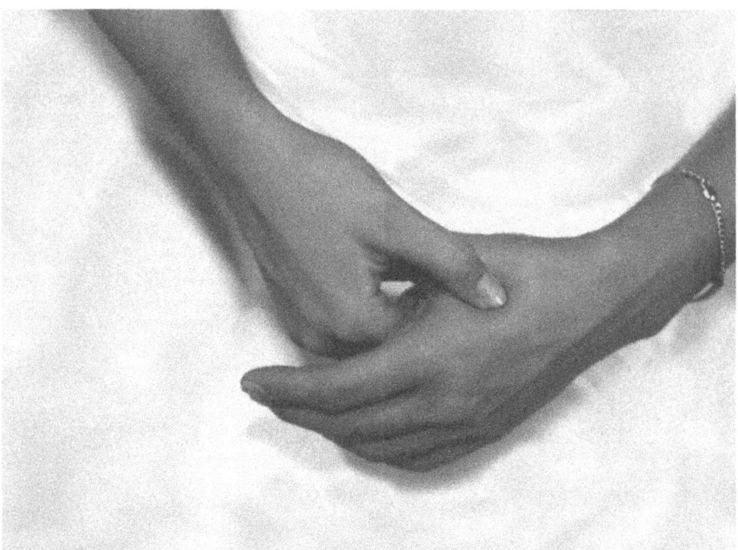

Im Sinne einer Aktivierung des eigenen Inneren Arztes eignen sich diese Druckpunkte sowohl zur Selbstanwendung als auch zur Anwendung zu zweit. Suchen Sie die folgenden Bereiche und Punkte mit leichtem Druck und spielerischem Interesse auf.

Zum einen können Sie dabei nach der *Dawos-Regel* vorgehen – »da, wo's weh tut«. Lassen Sie sich (oder Ihren Partner) Ihre ureigenen Punkte finden und spüren. Anhand der Abbildung können Sie die schmerzhaften oder auffälligen Punkte den entsprechenden Meridianen zuordnen. Vielleicht können Sie daraufhin noch die eine oder andere KiD-Übung, die denselben Meridianen zugeordnet ist, mit in Ihr persönliches Übungsprogramm aufnehmen.

Zum anderen können Sie von Ihren Beschwerden ausgehen: Anhand der Tabelle finden Sie die entsprechenden Meridiane. Diese können Sie sodann »behandeln«.

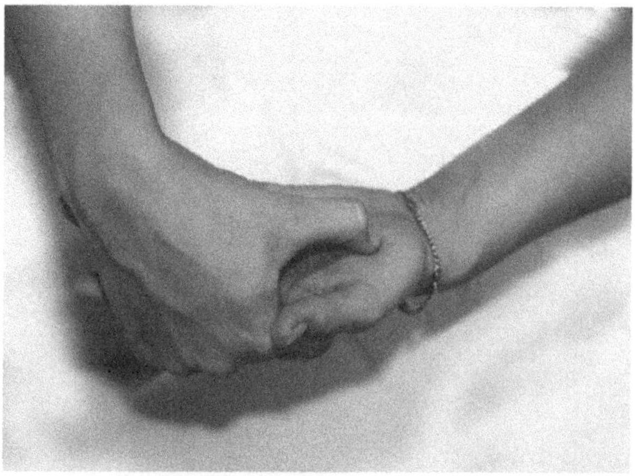

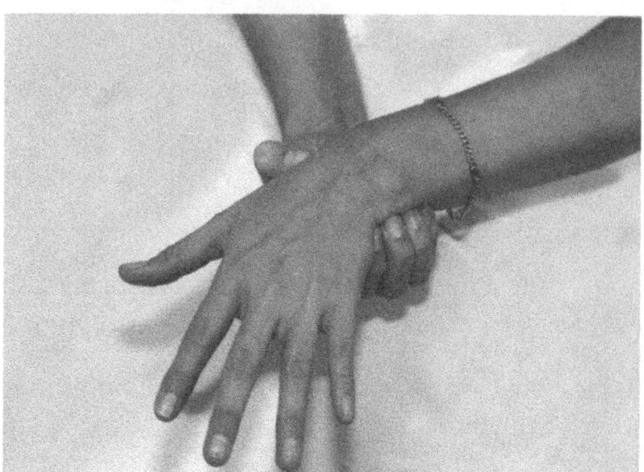

Druckpunkt-Zuordnungen an der Hand

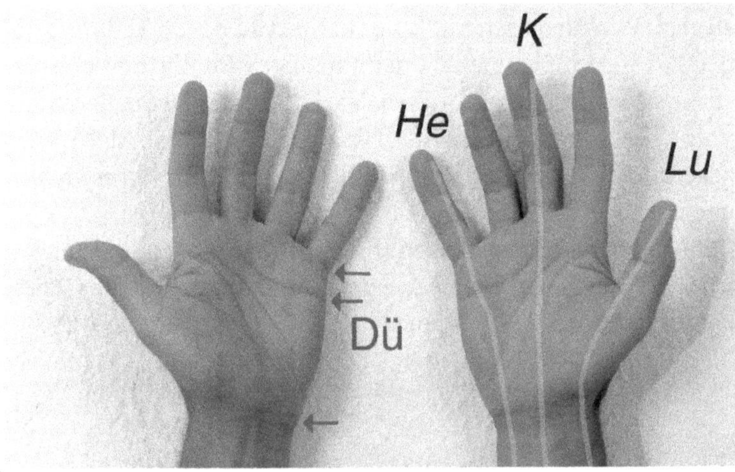

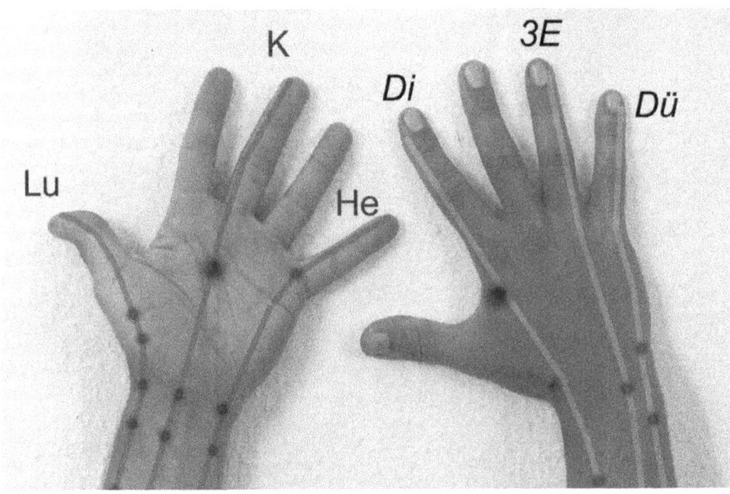

Beschwerden und Problembereiche	Meridiane und deren Druckpunkte
Schulter, Nacken, Halswirbelsäule, Kiefergelenk, Schwindel, Kopfschmerz	Dünndarm (Dü)

Magen, Darm, Sodbrennen, bei Notfall, Schwäche, Schwindel, Stirn- u. Kieferhöhlen, Erkältungen, Nacken	Dickdarm (Di)
Blutdruck (zu hoher und zu niedriger), Hypotonie, Schwäche, Schwindel, Herzrasen, funktionelle Engegefühle, Verzagtheit, Angst, schmerzhafte Menstruation, psychische Ungleichgewichte	Kreislauf (K)
Herzrasen, Schwindel, Kopfschmerz, Handgelenk, Augenschmerz, Kopfschmerz, Nacken, Unruhe, Schreckhaftigkeit, Schlaflosigkeit	Herz (He)
Atembeschwerden, Schulter, Brustwirbelsäule, Husten, Handgelenk, Darm	Lunge (Lu)
Kopf, Ohr, Ellbogen, Halswirbelsäule, Becken, Lendenwirbelsäule, Hüftbeuger (Musculus iliopsoas), Augen	Dreifacher Erwärmer (3E)

Druckpunkte im Gesicht

Eine weitere Ergänzung zu den KiD-Übungen sind verschiedene Druckpunkte und Bereiche im Gesicht. Auch im Gesicht enden und versammeln sich viele der aktivierten Muskelketten und Bewegungslinien sowie die zugehörigen Meridianbahnen.
Ferner ist unser Gesicht auch deshalb so wichtig, weil unsere seelische Spannung und unsere emotionale Befindlichkeit insbesondere in unserer mimischen Muskulatur und in unserer Kaumuskulatur zum Ausdruck kommen. (Vgl. S. 24–26)

Die Krone

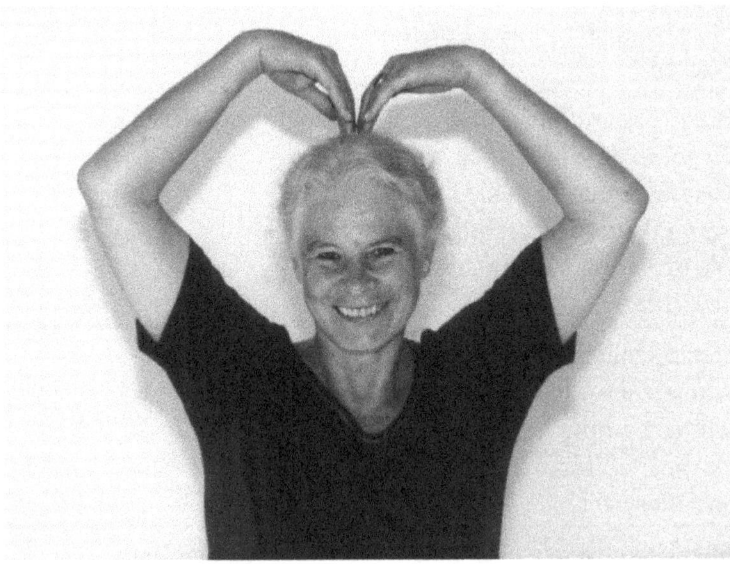

Stellen Sie sich aufrecht hin, bringen Sie Ihre Wirbelsäule ins Lot – so dass Ihr Kopf in gerader Fortsetzung zur Wirbelsäule getragen wird. In der Vorstellung wird der Kopf an seinem obersten Scheitelpunkt mit einem Bindfaden leicht nach oben gezogen. Sodann legen Sie drei oder vier Finger jeder Hand auf diese Scheitelpunktregion. Diese stellt gleichzeitig eine wichtige Akupunkturzone dar – den Lenker 20, auf die Sie immer wieder zurückgreifen können. Jeweils zu Beginn und zum Abschluss jeder Übung können Sie diesen Punkt mit sanftem Druck der Fingerspitzen stimulieren. Der *Lenker 20* wirkt psychisch ausgleichend und ist einer der entscheidenden Entspannungspunkte. Er wirkt sich positiv auf das Schlafverhalten aus. Nervosität, Unruhezuständen, Spannungskopfschmerz kann somit entgegengewirkt werden. Achten Sie bei dieser Übung darauf, dass Sie die Schultern locker lassen. Schulter und Oberarm sollen eher nach hinten fallen. So bleibt der Schulter-Nackenbereich entspannt. In der Vorstellung kann eine Sonne aus dem Brustbein strahlen. Auch der Bereich des Brustkorbs öffnet sich.

Das Gesicht

Der tanzende Kiefer

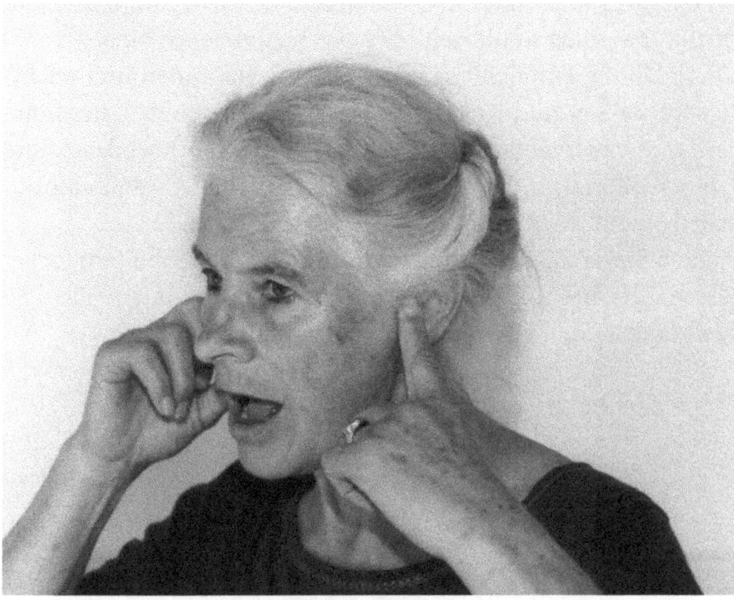

Legen Sie den Mittel- oder Zeigefinger jeweils auf das Kiefergelenksköpfchen, direkt vor dem Ohrläppchen, so dass Sie, wenn Sie den Mund öffnen, die Finger jeweils in das Kiefergelenksgrübchen fallen.

Jetzt öffnen Sie den Mund so weit wie möglich und bewegen Ihren Unterkiefer spielerisch tanzend nach links und rechts, nach vorne und hinten – jeweils auf einen Ihrer Finger zu.

Auch den Fingerdruck können Sie in verschiedene Richtungen und auch in die Tiefe senden. Manchmal begegnet er dabei schmerzhaften, verspannten Anteilen der Kaumuskeln. Bleiben Sie dann in genau dieser Position und spielen Sie weiter mit dem Kiefer, bis die unangenehme Empfindung nachlässt.

Die entsprechende Akupunkturzone beschreibt eine Versammlungsregion von drei Meridianen: Der *Dünndarmmeridian*, der *Dreifache Erwärmer* und der *Gallenblasenmeridian* decken sich

hier mit reflektorischen Zonen aus der Schädelakupunktur für die Bereiche der Lendenwirbelsäule und der Hüfte.
Mit der Kaumuskulatur berühren wir gleichzeitig interne, archaische Aggressions- und Stress-Zonen. Eine Ent-Spannung dieser Strukturen führt somit weit über den Kieferbereich hinaus.
Diese Übung empfiehlt sich bei Schmerzzuständen und nächtlichem Beißen und Knirschen, bei Unruhezuständen, bei innerem und äußerem Stress, bei Herzrasen und Bluthochdruck und bei Schlaflosigkeit. Ferner bei Schwindel, Tinnitus und emotionalen Spannungszuständen wie Ärger und Zorn.
Achten Sie bei dieser Übung darauf, dass Sie die Schultern locker lassen. Schulter und Oberarm sollen eher nach hinten fallen. So bleibt der Schulter-Nackenbereich entspannt.

Das innere Hören

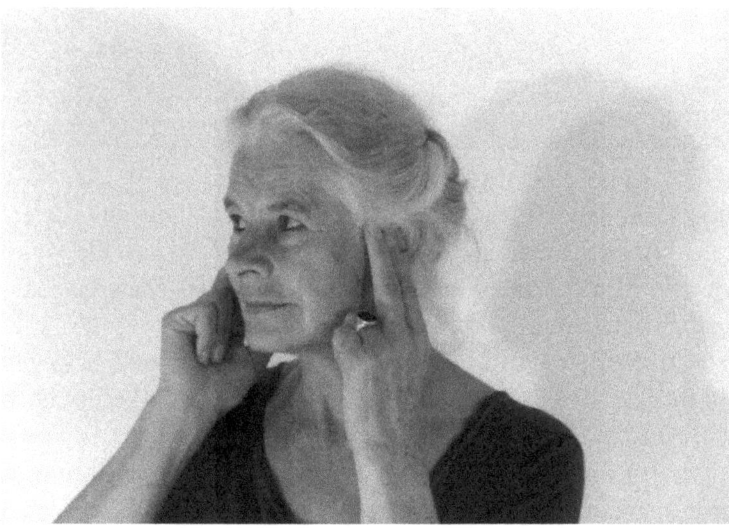

Jeweils zwei Finger wandern vor dem Ohr nach oben zum vorderen Ohransatz. Die Finger bewegen sich über den Jochbogen und verbleiben in der dann folgenden Mulde. Wenn Sie bei geschlossenem Mund zubeißen, spüren Sie, wie die dortige Muskulatur ihren Fingern entgegenkommt.

Den Kopf sanft halten

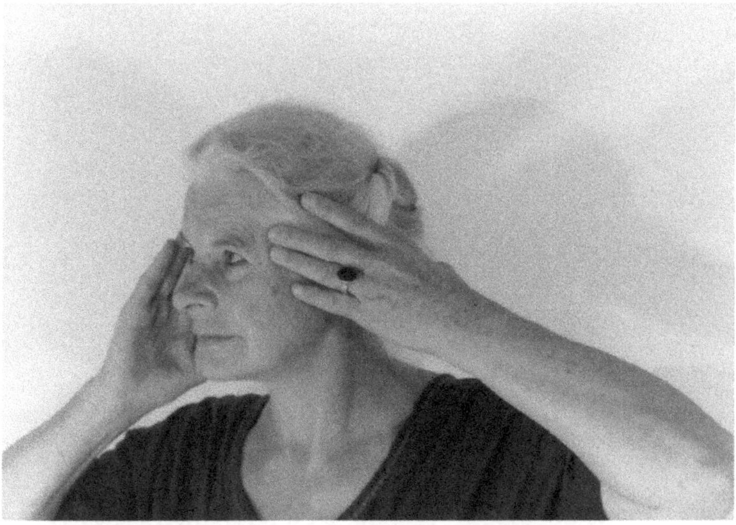

Mit drei oder vier Fingern wandern Sie weiter – in Richtung Augen. Mit Ihren Fingerkuppen gehen Sie mit sanftem Druck auf die Suche nach kleinen, schmerzhaft verspannten Knötchen. Verspannungen der mimischen Muskulatur und der Kaumuskulatur lassen sich besonders gut durch Öffnen und Schließen des Mundes aufspüren. Warten Sie dann, bis entsprechende schmerzhafte Stellen nachlassen und das Areal unter Ihren Fingern weicher wird.
Außer den angesprochenen Meridianen kommt bei diesem Übungsschritt noch der Magenmeridian hinzu. Wenn die Gedanken kreisen und Sie zuviel grübeln, finden auch diese Aspekte hier Ruhe.

Mit vier Fingern den Kopf stützen
Unsere Finger wandern auf dem Jochbein zur Wange; sie bewegen sich auf dem knöchernen Grad in Richtung Nase. Auch hier grasen die Finger gleichsam die Gegend ab. Das, was Ihre Finger finden und was Sie spüren, ist richtig und Ihre ganz persönliche Behandlungsregion!

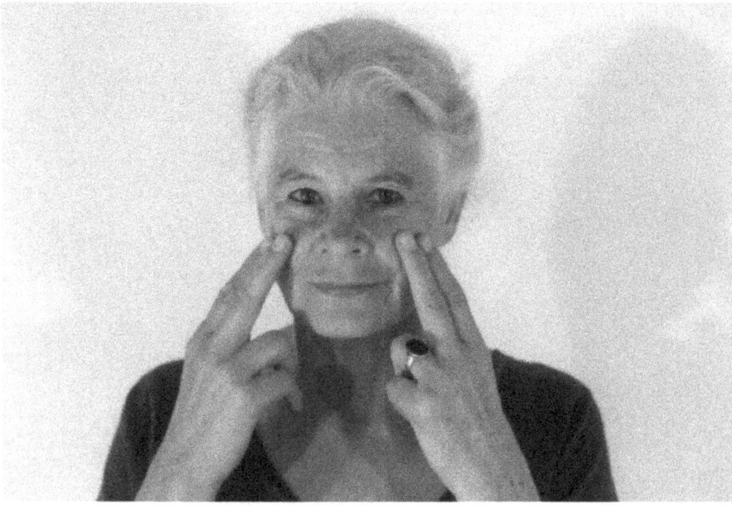

Über Punkte des Magen- und der Dünndarmmeridians können hier Entlastungen der Kieferhöhlen, des Auges und der Nase, aber auch des ganzen Gesichtsschädels erreicht werden. Häufig zeigen diese Punkte eine stark entspannende Wirkung. Auch die Halswirbelsäule kann reflektorisch mit entspannen.

Die Nase fühlen

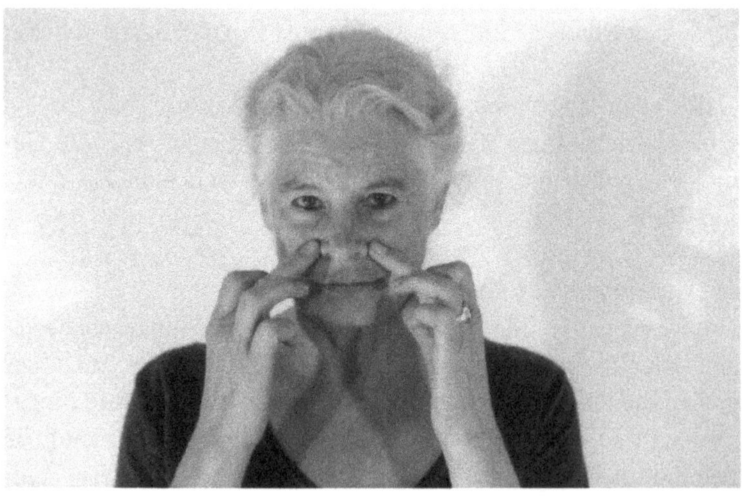

Die Finger kommen schließlich bei der Nase an. Kurz bevor sie die Nasenflügel und damit ihre Nase zudrücken, halten die Finger an. Sie sind nun an einer wichtigen Akupunkturzone des Dickdarmmeridians angelangt.
Speziell im Zusammenhang mit Nasen- und Kieferinfekten, Reizungen des Bronchialsystems und bei emotionalen Verfassungen wie Traurigkeit, Melancholie und depressiver Verstimmung können diese Punkte eine angenehme Entlastung bieten.

Der kleine Drache

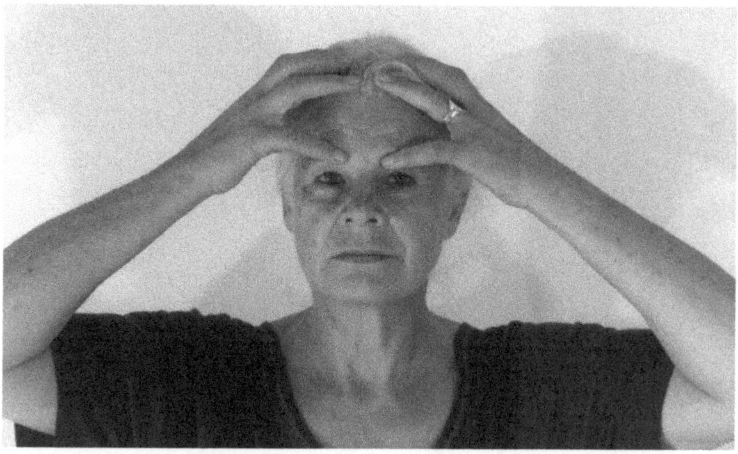

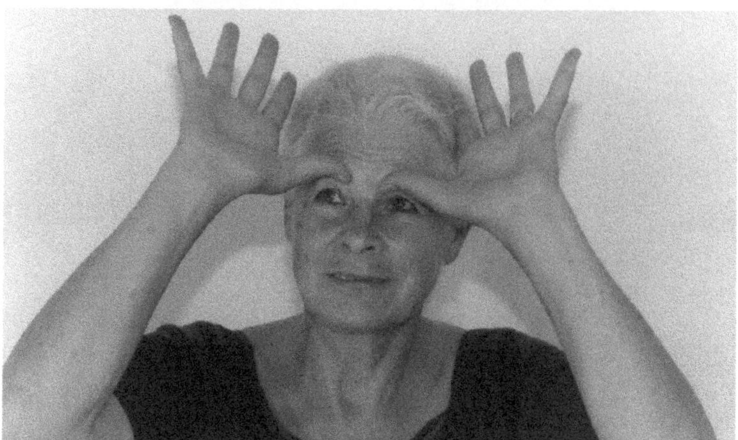

Legen Sie die kleinen Finger an den Verlauf der Augenbrauen – so dass die Fingerspitzen an den Seiten der Nasenwurzel aufliegen. Legen sie die anderen Finger Ihrer gespreizten Hände mit leichtem Druck auf dem Kopf ab.
Drehen Sie nun die Innenflächen der Hände nach vorn. Drücken Sie nun mit den Daumen zuerst gegen die Augenbrauen und tasten Sie sich dann mit leichtem Druck zur tiefen Nasenwurzel vor.

Anhang

Das Innenleben der Muskelfasern

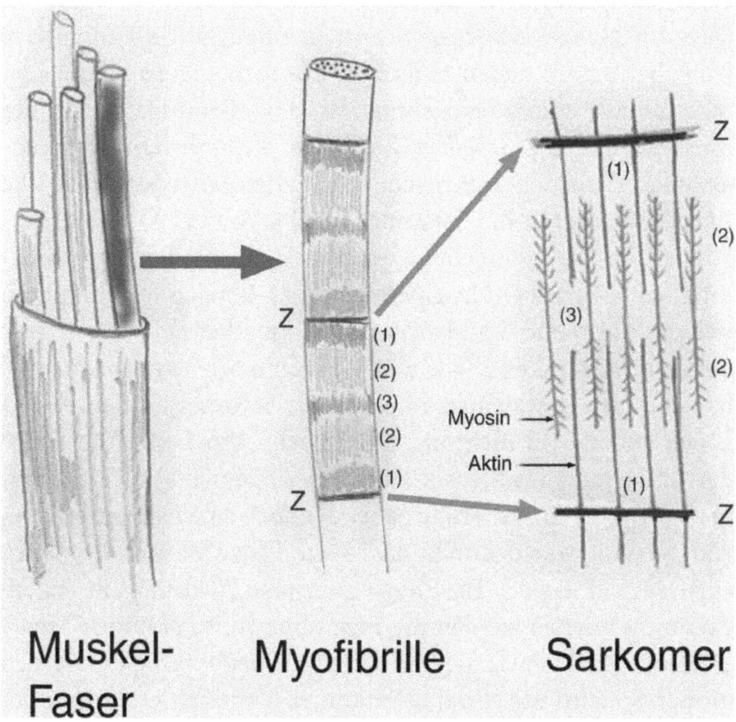

Jeder *Muskel* besteht aus mehreren *Faserbündeln.* Diese wiederum setzen sich aus *Muskelfasern* zusammen. Die Muskelfasern werden aus den *Myofibrillen* gebildet. Unter dem Mikroskop kann man bei diesen eine quergestreifte Feinstruktur erkennen. Diese ergibt sich aus dem Aufbau der *Sarkomere,* durch welche diese Myofibrillen gebildet werden. Diese winzigen Grundeinheiten haben jeweils eine Länge von ca. 2,2 µm (Mikrometer), das sind *2,2 Tausendstel Millimeter.*

Durch den Aufbau der Sarkomere erhalten die Muskelfasern bzw. die Myofibrillen eine typische Querstreifung (weshalb man bei der Skelettmuskulatur von der *quergestreiften Muskulatur* spricht). Betrachtet man diese Querstreifung genauer, so zeigt sich, dass die Feinstruktur eines Muskels aus sehr vielen kleinen funktionellen Einheiten besteht, die *hintereinander angeordnet* sind und sich in Längsrichtung wiederholen (gewissermaßen wie bei einem Zug die Anhänger).

Dass ein Muskel *sich zusammenziehen und so Kraft entwickeln kann*, beruht auf diesen Einheiten. Die Sarkomere sind die *kontraktilen* (= zusammenziehungsfähigen) Grundbausteine des Muskels: An den *Z-Scheiben* (Z) hängen die Einheiten jeweils aneinander. Von den Z-Scheiben aus laufen winzige Fäden (die *Aktin*filamente) in das Sarkomer hinein. Von der Mitte des Sarkomers aus laufen andere Fäden (die *Myosin*filamente) in Richtung der Z-Scheiben. In einem gewissen Bereich nun berühren sich das Aktin und das Myosin (mit *(2)* markiert).

Bei einer Kontraktion (= einem Zusammenziehen des Muskels) hangeln sich die kleinen Fransen des Myosins an den Aktin-Fäden entlang (in Richtung Z-Scheiben). Das heißt: Die Länge der Aktin- und der Myosin-Fäden (der Filamente) bleibt *unverändert.* Das Sarkomer erfährt aber dennoch eine Längenveränderung – und zwar dadurch, dass seine Fäden *ineinander gleiten* (man spricht von der *Theorie der gleitenden Filamente*). Bei einem Zusammenziehen werden die Freiräume (mit *(1)* und *(3)* markiert) immer kleiner; die Bereiche der Überlappung *(2)* werden größer. So wird das einzelne Sarkomer – und in der Summe der Gesamtmuskel – *kürzer. Entspannt* sich der Muskel, kommt es wieder zu den alten Überlappungs-Verhältnissen (etwa wie in der Abbildung).

Hintereinander gereiht bilden diese dynamischen Grundbausteine die relative aktive Muskellänge. Je nach Bedarf und Beanspruchung (tägliche Bewegungsgewohnheiten) werden in einen Muskel relativ viele (= vergrößerte aktive Muskellänge) oder auch wenige dieser Grundbausteine (= verkleinerte aktive Muskellänge) eingebaut.

Natürlich besteht ein Muskel nicht *nur* aus diesen Bausteinen; zahlreiche andere Zellstrukturen sorgen für die Ernährung und den Stoffwechsel des Muskels. Die *Energie* für das Ineinandergleiten der Filamente (= für das Zusammenziehen) liefert das ATP (Adenosintriphosphat), ein universeller biologischer Brennstoff, der aus Proteinen (Eiweißen), Fetten und Kohlehydraten (Zucker) gebildet wird.

Minus- und Plus-Symptome in der TCM

In der Lehre der fünf Elemente werden Symptome und Beschwerdebilder als *Ungleichgewichte* verstanden. Es sind jeweils zwei Richtungen möglich, nach denen sich ein solches Ungleichgewicht entfalten kann: Es ergeben sich bei jedem Element Beschwerdebilder im Sinne einer *Plus*- und/oder einer *Minus*-Symptomatik. Eine Entzündung z.B. ist ein Plus-Symptom; hier reagiert der Organismus sehr offensiv und oft zu stark (mit einem Zuviel). Stirbt z.B. Haut ab und zeigen sich so Schuppen, so wird dies als ein Minus-Symptom beschrieben; hier reagiert der Organismus passiv (mit einem Zuwenig). So kann sich z.B. eine Störung im Element *Holz* durch ein *Zuviel* an *Galle* äußern. Dies drückt sich in einer cholerischen, zornigen Grundstimmung aus. Ein *Zuwenig* an *Leber* zeigt sich in Form einer Immun- und Abwehrschwäche.

Wasser

In der TCM werden Schockerlebnisse, traumatische Belastungen, Angsterlebnisse und Panikzustände dem Element Wasser und dem Organsystem Niere und Blase zugeordnet. Ungleichgewichte in diesem System führen unmittelbar zu Angsterleben, Kraftlosigkeit und einer Erschütterung der tiefen knöchernen Struktur. Mit dem Sprichwort »Der Schreck geht durch Mark und Bein« wird dieser Sachverhalt auch in unserem Kulturkreis beschrieben. In der Verarbeitung eines traumatischen Erlebnisses drohen unsere Grundempfindungen von Stabilität, Sicherheit und Aufrichtung verloren zu gehen.

Minus-Symptome werden dabei beschrieben als eine Schwäche

des Systems Niere und als ein *zu wenig* an Nierenfeuer. Symptome in diesem Sinne wären Osteoporose, Blasenschwäche, Bettnässen, Impotenz und Ohnmachtzustände.
Das System Blase beschreibt Plus-Symptome wie Wadenkrämpfe, Rückenschmerz, Nierensteine, Prostata- und Blasenentzündungen, Tinnitus und Hinterhauptskopfschmerzen.

Holz

Das Holzelement mit dem Organsystem Leber/Galle zeigt sehr eindrücklich zwei Kompensationskreise. Im Störfall beschreibt die Leber-Schwäche die Minus-Symptomatik mit Symptombildern der sogenannten posttraumatischen Belastungsstörung. Ihr werden Schwäche, Apathie, Müdigkeit und Antriebslosigkeit zugeordnet: »Eine Laus ist einem über die Leber gekrochen.« Ferner finden sich hier Sehverschlechterung, Muskelschwäche und Schwäche der Immunabwehr sowie Handlungsunfähigkeit. Auch sind hier hormonelle Entgleisungen (z.B. Ausbleiben der Menstruation) angesiedelt.
Die Plussymptomatik im Holzelement wird beschrieben durch eine extreme Disregulation der Galle. Dies geht einher mit einer aufsteigenden, unproduktiven Hitze mit Schlaflosigkeit, Migräne, nächtlichem Zähneknirschen, Gallenkoliken und Unruhezuständen. In diesem Kontext können wir in dem Muskel- und Sehnensystem, das der Galle zugeordnet ist, eine Erhöhung der Muskel- und Sehnen-Grundspannung beobachten. Daraus ergeben sich eine Vielzahl von Beschwerden wie Migräne, Juckreiz, Schulter-Arm-Beschwerden, Hüftschmerz, Hexenschuss bis hin zu Bandscheibenvorfällen.

Feuer

Dem Element Feuer sind das System des Dünndarmmeridians, des dreifachen Erwärmers, des Herz- und des Kreislaufmeridians zugeordnet. Auch hier ergeben sich über Dünndarm und dreifacher Erwärmer Plus-Symptome wie Tinnitus, Migräne, Zähneknirschen, Sehstörungen, eine Verfestigung der Schlaflosigkeit, Brennen in Sehnen und Muskeln, Schwitzen und Disregulation

des Schilddrüsenstoffwechsels. Außerdem beobachten wir Bluthochdruck, Herzrasen, Herzstolpern und eine weite Palette von Beschwerdebildern der unteren Halswirbelsäule, des Nackens und des Schulterblatts.
Herz und Kreislauf repräsentieren die Minussymptome: zu niederer Blutdruck, Enge-Gefühle, Angina pectoris und Ohnmachtsanfälle.

Erde

Dem Element Erde ist das System von Magen, Milz und Bauchspeicheldrüse (Pankreas) zugeordnet. Ist dieses Element hinsichtlich des Magens im Ungleichgewicht, entstehen Plus-Beschwerden mit psychischen Symptombildern wie Grübeln, Gedankenkreisen, unproduktives Denken, aber auch somatische Beschwerdebilder wie Übelkeit, Völlegefühle, Sodbrennen, Gastritis, Leistenschmerz und Entgleisungen des Magen-Darm-Traktes (Durchfälle).
Bei den Minus-Symptomen können wir in diesem Modell einen endokrinologischen Ausläufer (die *Endokrinologie* ist die Lehre von den inneren Drüsen) der posttraumatischen Belastungsstörung beobachten, nämlich die Fehlregulation des Insulinstoffwechsels: Im akuten traumatischen Moment muß als Bereitstellreaktion dem Organismus viel Zucker zur Verfügung stehen, d.h. kurzfristig wird Insulin gehemmt. Dann folgt eine erhöhte Freisetzung von Insulin, um die akute Situation auszugleichen. In der chronischen Belastung kommt es dann zu einer verminderten Insulinfreisetzung mit einer Entgleisung des Zuckerstoffwechsels. Dies kann bis zum Diabetes mellitus sowie der Entwicklung einer Fettleibigkeit (Adipositas) führen.
Dem Minusbereich des Elements Erde ist weiterhin die Milz zugeordnet, die »Königin der Säfte«. Die Symptombilder in der Folge der traumatischen Belastung können Veränderungen der roten und weißen Blutkörperchen und des Lymphsystems sein. Daraus können Anämie, Infektanfälligkeit und Schwellungen der Lymphknoten, aber auch Schwellungen der ganzen unteren Extremität resultieren.

Metall

Dem Metall-Element ist das Organsystem Lunge/Dickdarm zugeordnet. Psychische Symptombilder, die wir in diesem System bei den Plusbildern finden, sind depressive Verstimmungen mit innerer Anspannung und Autoaggression, Reizdarmsyndrome bis hin zu etablierten somatischen Störungen mit Verstopfung und Entzündungen des Darms. Auch alle Veränderungen der Haut sind in das Lunge-Dickdarm-System eingeordnet. Als weitere Symptome können wir auch den Tennisellbogen, Irritationen des Daumens und des Zeigefingers, Kieferhöhlenreizungen und -vereiterungen sowie chronische Erkrankungen der Lunge beobachten.

Die Minus-Symptome werden ausgedrückt über die Schwäche der Lunge mit Atemnot, Enge-Gefühlen, Depressionen mit Empfindung der Hilflosigkeit und Schwäche und dem Gefühl, ausgeliefert zu sein.

Anmerkungen

[1] J. Breuer/S. Freud. Studien über Hysterie. Einleitung von Stavros Mentzos. S. Fischer, Frankfurt a.M. [4]2000. (1. Aufl. Verlag Franz Deutike, Leipzig, Wien 1895) S. 32.

[2] F. Strian. Schmerz: Ursachen, Symptome, Therapien. C.H. Beck, München 1996. S. 22.

[3] V. v. Weizäcker in: G. Danzer/J. Rattner. Der Mensch zwischen Gesundheit und Krankheit: Tiefenpsychologische Theorien menschlicher Funktionen. WBG, Darmstadt 1999.

[4] Vgl. T. v. Uexküll. Psychosomatische Medizin. Hrsg. v. R. H. Adler u.a. Urban & Schwarzenberg, München, Wien, Baltimore [5]1996.

[5] O. Sacks. Der Mann der seine Frau mit einem Hut verwechselte. Rowohlt, Reinbek bei Hamburg 1990.

[6] T. v. Uexküll. Subjektive Anatomie: Theorie und Praxis körperbezogener Psychotherapie. Schattauer, Stuttgart, New York 1997.

[7] G. Fischer/P. Riedesser. Lehrbuch der Psychotraumatologie. UTB Reinhardt, München, Basel 1998.

[8] P. G. Zimbardo. Psychologie. Bearbeitet und herausgegeben von S. Hoppe-Graff und B. Keller. Springer, Berlin, Heidelberg [5]1992.

[9] G. Fischer/P. Riedesser. Lehrbuch der Psychotraumatologie. UTB Reinhardt, München, Basel 1998.

[10] Das Stuttgarter *Institut für Kommunikation und Gehirnforschung* unter der Leitung von Günter Haffelder hat ein Verfahren entwickelt, bei dem die EEG-Potentiale, also die Hirnströme in ihre einzelnen Frequenzanteile zerlegt, spektralanalytisch dargestellt und entsprechenden inneren, mentalen Vorgängen zugeordnet werden können.

[11] T. v. Uexküll. Subjektive Anatomie: Theorie und Praxis körperbezogener Psychotherapie. Schattauer, Stuttgart, New York 1997. Zitat gekürzt.

[12] G. Roth. Das Gehirn und seine Wirklichkeit: Kognitive Neurologie und ihre philosophischen Konsequenzen. Suhrkamp, Frankfurt a.M. [5]1996. S. 199.

[13] G. Roth. Das Gehirn und seine Wirklichkeit: Kognitive Neurologie und ihre philosophischen Konsequenzen. Suhrkamp, Frankfurt a.M. [5]1996. S. 197, vgl. S. 59.

[14] C.-H. Hempen. dtv – Atlas Akupunktur. dtv, München [4]2000. S. 17.

Literatur

Bergsmann, O./Bergsmann, R. Projektionssymptome: Reflektorische Krankheitszeichen als Grundlage für holistische Diagnose und Therapie. Wien 1997.

Bergsmann, O./Bergsmann, R. Chronische Belastungen: Unspezifische Basis klinischer Syndrome. Wien 1998.

Birbaumer, N./Schmidt, R. F. Biologische Psychologie. Berlin, Heidelberg, New York 1996.

Egerbacher, M. Zur Nomenklatur diagnostisch und therapeutisch relevanter Punkte des Körpers. In: Feigl-Reitinger u. a. 1998.

Faller, A. Der Körper des Menschen: Einführung in Bau und Funktion. Neubearbeitet von Michael Schünke. Stuttgart, New York [12]1995.

Feigl-Reitinger, A./Bergsmann, O./Tilscher, H. (Hrsg.). Myogelose und Triggerpunkte. Wien 1998.

Hempen, C. H. dtv – Atlas Akupunktur. München [4]2000.

Hempen, C. H. Die Medizin der Chinesen. Erfahrungen mit fernöstlicher Herkunft. München 1996.

Illert, M. Motorische Systeme. In: R. F. Schmidt (Hrsg.). Neuro- und Sinnesphysiologie. Berlin, Heidelberg 1998.

Juhan, D. Körperarbeit: Eine Soma-Psyche-Verbindung. München 1997.

Mosetter K./Mosetter R. Myoreflextherapie. Muskelfunktion und Schmerz. Konstanz 2000.

Platzer, W. Bewegungsapparat. Stuttgart, New York 1991 (Taschenatlas der Anatomie: für Studium und Praxis, in 3 Bänden; Band 1).

Spring, H. u. a. Dehn- und Kräftigungsgymnastik: Stretching und dynamische Kräftigung. Geleitwort von H. Howald. Stuttgart, New York 1986.

Tittel, K. Beschreibende und funktionelle Anatomie des Menschen. Jena, Stuttgart 1994.

Travell, J. G./Simons, D. G. Myofascial pain and dysfunktion: The Trigger Point Manual. Baltimore 1983.

Uexküll, T. von/Wesiack, W. Theorie der Humanmedizin: Grundlagen ärztlichen Denkens und Handelns. München, Wien, Baltimore 1998.

Übungsbücher und Ratgeber

Fischer, Gottfried. Neue Wege aus dem Trauma – Erste Hilfe bei schweren seelischen Belastungen. Patmos, Ostfildern [13]2021.

Iyengar, B.K.S. Licht auf Pranayama. Das grundlegende Lehrbuch der Atemschule des Yoga. Vorwort von Yehudi Menuhin. O.W. Barth im Scherz Verlag, Bern, München, Wien 2000.

Jiao, Guorui. Die 15 Ausdrucksformen des Taiji-Qigong: Gesundheitsfördernde Übungen der traditionellen chinesischen Medizin. Übersetzung von Li Cuiyun u. Susanne Ganz. Bearbeitet und herausgegeben von Gisela Hildenbrand. Medizinisch Literarische Verlagsgesellschaft, Uelzen o. J.

Temelie, Barbara. Ernährung nach den fünf Elementen. Joy Verlag, Sulzberg [21]1999.

Temelie, Barbara/Trebruth, Beatrice. Das fünf Elemente Kochbuch. Joy Verlag, Sulzberg [14]1999.

Die Übungen des vorliegenden Praxisbuches mit einer Einführung in die Theorie sind auch unter dem Titel *Kraft in der Dehnung* unter www.myoreflex.de auf DVD und als VHS-Video erhältlich.

Dieses Praxisbuch ist in enger Zusammenarbeit mit Prof. Gottfried Fischer (Institut für Psychotraumatologie) entstanden. Eine ideale Ergänzung dazu finden Sie in seinem Buch: *Neue Wege aus dem Trauma. Erste Hilfe bei schweren seelischen Belastungen*, 13. Aufl., Patmos, Ostfildern 2021. Die Übungen von *Neue Wege aus dem Trauma* sind ebenfalls unter http://www.psychotraumatologie.de/institut/publikationen_bestellen.php auf DVD erhältlich.